Alquimia na Cozinha da Alma

Transformando Restrições em Virtudes para uma Alimentação Plena

MICHELE MARTINI

MICHELE MARTINI

Sumário

1. Introdução

Espera-se que, ao trabalharmos com as energias, possamos alcançar plena felicidade e que essa sabedoria nos conduza à abundância, realizando todos os nossos sonhos. No entanto, antes de tudo, precisamos aprender a lidar com as energias que circulam dentro de nós. É necessário compreender o que é energia e como ela opera em nós e em todas as formas de vida. A partir dessa compreensão, poderemos finalmente manipular as energias em nós mesmos e nos libertar de padrões e crenças limitantes que nos conduzem a pensar que há uma forma certa ou errada de nos alimentarmos.

São muitos os padrões e crenças que carregamos, criados pela mente ao longo de milhares de anos, e que sustentamos por não nos dispormos a quebrar paradigmas, a contradizer o que nos é dito, a negar as afirmações que nos são apresentadas. Enfim, precisamos tomar para nós a liberdade de pensamento, de ser e de existir.

Esses padrões nos levam a pensar que certos tipos de alimentos são bons ou ruins para o nosso organismo. Carregamos o medo da mudança, o medo de contestar algo que é afirmado por tantos especialistas, médicos, nutricionistas. No entanto, muitos deles não despertaram para um estado de consciência plena que lhes permitiria encontrar suas próprias respostas. Estão simplesmente cumprindo papéis, repetindo padrões estabelecidos por outros antes deles, sem questioná-los, perpetuando um conhecimento distorcido que não condiz com as verdades de suas almas.

O que era verdade para um padrão de consciência limitado em séculos passados não pode ser verdade para este milênio, no qual temos uma consciência mais expandida, intuição aguçada e estamos mais próximos de encontrar nossas próprias verdades. Nesta nova era, aprendemos a questionar muitas construções mentais que mantinham a sociedade dentro de determinados padrões e regras, os quais já não fazem mais sentido diante da leveza que estamos alcançando ao abandonar as pesadas bagagens da humanidade.

Estamos ingressando em uma nova era, mas apenas alguns estão verdadeiramente dispostos a habitá-la. Este novo período é caracterizado por transformações intensas na forma de pensar, agir, viver, se relacionar, trabalhar e até mesmo se alimentar.

Vivemos para nos alimentar do que nos é oferecido, do que vemos disponível nos restaurantes ou supermercados. Aceitamos passivamente o que nos é apresentado, nos deixamos levar pela gula, pelo medo da mudança. Criamos padrões mentais que nos tornaram dependentes de certos tipos de alimentos, transformando-os em rituais, prisões que não percebemos, mas que nos dão a falsa sensação de liberdade.

Ao consumirmos um chocolate, um doce repleto de calorias e açúcar, frequentemente visto como um objeto de sedução alimentar, pensamos que estamos exercendo nossa liberdade: "Eu posso!". Esta ilusão de poder é alimentada pelo ego e pelo medo de transformar nossas próprias vidas, sem percebermos que o instinto que nos leva a desejá-lo não é a busca por energizar nosso organismo ou nosso campo vibracional, mas sim o ego buscando algo que reafirme nossa suposta liberdade e vontade.

Essa falsa ilusão é reforçada por nós mesmos ao nos mantermos dentro desses padrões, negando nossa verdadeira liberdade, que não é a liberdade do ego. Esta verdadeira liberdade nos libertará da escravidão alimentar, fazendo com que não nos alimentemos para manter aparências ou para satisfazer impulsos mentais que despertam o instinto voraz de comer sem controle.

Esse instinto é comparado ao de um animal, que quando faminto ataca sua presa ferozmente para saciar seu apetite, sentindo-se poderoso por ter feito o que queria. Todas essas são construções da mente, prisões mentais que levam o ser humano a buscar alimento para satisfazer desejos, e não para nutrir a energia de seu organismo.

Precisamos aprender a sensibilidade, a sentir a energia dos alimentos, a ter gratidão pela vida e pela energia contida nela. Assim, seremos capazes de discernir se é o ego que deseja um alimento ou se é o corpo que precisa recarregar sua energia.

A energia que mantém o corpo humano vivo é obtida de várias fontes, em trocas energéticas que podem ocorrer através da alimentação, do contato com elementos que carregam energia sem a necessidade de consumi-los, ou até mesmo através de um banho de sol. Todas as formas de vida estão repletas de energia, que serve para sustentar a vida.

Assim como uma planta se move em direção ao sol para se posicionar e deixa passar a água em excesso do vaso para o prato, também podemos viver apenas com o necessário para alimentar a energia de nosso corpo, absorvendo a energia que o sol oferece, a água que nos nutre e os alimentos que fornecem energia para nossa existência, de maneira saudável e sensível, conforme nossa natureza.

Vamos aprender a sentir as energias dos alimentos e de todos os elementos que contêm vida, assim como aprenderemos a perceber quando a energia está ausente. Dessa forma, seremos capazes de identificar, através de nossa própria consciência, o que é benéfico para nosso organismo.

Não precisaremos de exames para detectar doenças ou deficiências vitamínicas, não precisaremos de suplementação alimentar nem de acompanhamento médico. Precisaremos apenas aprender a ser nossa própria medicina, a sentir e encontrar nos alimentos a energia que precisamos na medida perfeita para nós mesmos, pois somos únicos.

2.   Harmonizando Mente e Corpo: Uma Jornada Rumo à Consciência Plena

Convide-se agora a recordar um momento de grande felicidade. Pode ser quando você conquistou aquele emprego tão desejado ou mesmo quando passou no vestibular. No entanto, ao analisar profundamente esse sentimento, perceba que, antes de tudo, você criou uma expectativa e depositou nela um prêmio: a promessa de felicidade caso tudo desse certo. Essa sensação de felicidade é, na verdade, a energia da qual você se alimentou.

Tudo começa com a expectativa que colocamos em algo. Ao escolher se hospedar em um hotel cinco estrelas, por exemplo, naturalmente alimentamos a expectativa de receber um serviço espetacular. Porém, essa expectativa é apenas uma construção da mente. Você pode chegar ao hotel e se deparar com um funcionário que teve uma má noite, que lhe dirige um olhar de desprezo em vez de um sorriso cordial. Nesse momento, você se lembra da sua escolha por um hotel cinco estrelas e percebe a energia esvair-se. Você chega ao hotel feliz e cheio de expectativa, e de repente se vê diante dessa situação, que tem o poder de drenar sua energia. Mas o que diminuiu sua energia, deixando-o triste, arrependido ou revoltado, não foi a experiência em si, mas apenas a expectativa que você depositou nela.

Quando nos alimentamos de algo em um estado de felicidade equilibrada, e nesse momento sentimos o impulso de consumir algo, esse algo elevará nossa energia. Nos deixará mais felizes e eufóricos, elevando instantaneamente nossa energia. No entanto, a energia de que nosso corpo precisa para viver de forma saudável e equilibrada é diferente. O corpo é distinto da mente; enquanto a mente precisa de algo para elevar sua energia e trazer felicidade, o corpo requer apenas o necessário para saciar suas necessidades, nada mais. O corpo não busca euforia, não tem desejos, não seleciona o cardápio; ele simplesmente escolhe a energia perfeita para manter o perfeito funcionamento de todo o seu sistema.

Portanto, precisamos entender que mente e corpo são entidades separadas. Quando agimos impulsionados pela mente para fornecer algo ao corpo, devemos ter consciência de que isso não é uma necessidade do corpo, mas sim da mente. Pode até proporcionar um aumento instantâneo de energia devido à necessidade criada pela mente e à expectativa em torno disso, mas não terá o mesmo efeito no corpo, pois este não pensa, apenas funciona para viver neste plano, necessitando apenas dos suprimentos básicos para manter um equilíbrio saudável.

Então, como queremos levar nossas vidas? Baseando-nos na satisfação da mente ou do corpo? Vocês podem perguntar: "São dois caminhos diferentes?" Sim, são caminhos diferentes quando você opta por seguir separadamente do seu corpo nessa jornada, quando ainda não compreendeu que o corpo é parte de você e precisa ser cuidado.

Você pode fornecer ao seu sistema corporal qualquer tipo de alimento, beber e comer à vontade, até mesmo fumar, seguindo os desejos da mente. Porém, ciente de que esses desejos são da mente e não do corpo. Sabemos que tudo o que é trazido ao corpo e que ele não necessita ou que o prejudica terá consequências.

Então, onde está a causa de todo esse desequilíbrio? Por que a mente precisa caminhar separadamente do corpo? Por que eles não podem caminhar juntos? Sim, eles podem caminhar juntos, e esse é o estado de equilíbrio do ser. Vocês podem dizer: "Ah, mas eu amo aquela macarronada, ou aquele doce! Mas sei que meu corpo não precisa deles, mas fico feliz me alimentando disso."

Agora eu pergunto: se o corpo é seu, como pode você sentir necessidade de algo que o corpo não tem? Seria isso uma forma de demonstrar que você está vivendo uma vida em desequilíbrio entre corpo e mente? Afinal, a sua mente não comanda o seu corpo? E o seu corpo não comanda a sua mente? Não podem os dois ser amigos, caminharem juntos?

Vamos, então, trabalhar para harmonizar essa relação. Afinal, vocês têm uma união para toda a vida. Você não pode descartar o seu corpo quando se cansar dele, e ele tampouco pode descartar a sua mente. Vocês terão que conviver juntos por toda a vida, sem causar sofrimento um ao outro. Enquanto estiverem seguindo em direções opostas, um sempre fará o outro sofrer.

Ah, eu adorei comer esse doce! Mas em seguida o corpo mostra aquela desagradável sensação de que não devia ter comido isso. Para atender aos desejos da mente, o corpo sofre. Mas, então, quando o corpo sente necessidade de um alimento que o saciará energeticamente, mas que não é tão atraente para a mente, a mente sofre por ter que ingerir algo que não lhe agrada. Onde está a união para sempre até que a morte os separe, meus irmãos? Vocês estão juntos, corpo e mente, até o final da vida da matéria. Vamos, então, harmonizar essa relação.

Primeiro, vamos trabalhar na mente, entender os motivos que a levam a desejar algo diferente do corpo, onde foi que essa conexão se perdeu, essa comunicação. Vamos restaurar a comunicação entre eles e, para isso, mergulhar mais fundo na mente para entender por que ela não consegue ouvir o corpo e sentir com o corpo.

Sabemos que a vida na matéria é repleta de tentações, e que toda uma sociedade foi moldada com base nas restrições da malha energética planetária, que manifesta os sete pecados capitais. Portanto, todos os impulsos da mente são dirigidos por essas restrições, e enquanto essa ligação estiver ativa, não será possível a comunicação com a consciência.

Ah, sim, a consciência! Essa sim consegue perfeita conexão não só com o corpo, mas também com todas as formas de energia da matéria, com os elementos e os elementais, com toda manifestação de vida animal e vegetal. Aprendamos, então, nesse primeiro passo, a nos conectar com a consciência e transcender o estado mental ligado à malha planetária. Vamos trabalhar a abertura da consciência, através da meditação, do silenciamento da mente, transcendendo todos os impulsos que são colocados diante de si.

Coloque uma música suave. Por que uma música suave? Ela contribuirá para manter a mente ocupada. Vamos enganá-la por um momento, para que possamos trabalhar sem sua interferência.

Concentre-se na música. Deixe que ela envolva sua mente. Nada mais o perturbará. Você ficará imerso na música, atento a cada acorde. Chegará um momento em que a mente se deixará levar e então você começará a tomar contato com a sua consciência. Essa prática deve ser realizada diariamente, até que a conexão esteja estabelecida. Compreenda que é algo que leva tempo, pois você passou toda uma vida conectado aos impulsos da mente e não é feliz com isso, certo? Portanto, insista, não desista. Faça pelo menos três paradas como essa ao longo do dia, de apenas cinco minutos cada, onde fará sempre uma nova tentativa.

Se não conseguir, não desista, haverá outros próximos cinco minutos. E então chegará o momento em que você não mais perceberá que o tempo passou, deixou-se levar pelo vazio da consciência. Esse estado de união com a consciência é o que chamamos de Ser Consciente. Quando você está ligado na mente, é levado pelos impulsos do ego, pelas restrições da malha planetária. Mas quando você se conecta com a consciência, o próprio nome já diz: você está consciente. Consciente do que ocorre ao seu redor e também com seu corpo!

Ah, sim, chegamos ao ponto onde queríamos chegar. Nesse estado de Ser Consciente, você tem consciência de que possui um corpo! Motivo para comemorar! Você descobre que tem um corpo, está consciente de sua existência, e então sim, pode senti-lo!

Não sentirá apenas a dor, a doença, o desconforto, mas sentirá também a voz do corpo. O que ele lhe diz? Percorra cada pedaço dele, observe, sinta. Deixe que ele se comunique consigo e então o acolha como parte de si. Essa prática levará a uma proximidade cada vez maior com o seu corpo, permitindo que você o ouça, o sinta. Ele lhe dirá o que precisa sempre e, então, através da sua consciência, acessará a sabedoria cósmica que trará o alimento, a erva, o elemento, a energia necessária para suprir tal necessidade.

Pois o corpo não sabe dizer: "Eu quero abacate!" Ele sabe apenas intuí-lo de que necessita de tal tipo de energia, e então será um trabalho em equipe. Ele o intui de tal energia, e você, em estado de consciência plena, terá condições de decifrar essa informação, transformando-a em algo palpável, e então você sentirá que deve comer um abacate. Mas não porque a sua mente, ligada à matriz planetária, criou uma recompensa para comer o abacate, como: "Vou ser feliz após comer o abacate! Eu posso comer o que quiser, sou livre! Então que seja um abacate!" Ou mesmo: "Estou com vontade de comer abacate e com isso saciarei minha gula, pois ele é delicioso!"

Não! Não! Dessa vez você sentirá algo diferente. A experiência poderá lhe mostrar, mas a vontade do abacate chegará como um sopro. Você lembrará do abacate e então sentirá a energia desse alimento, ele se mostrará na sua tela mental e você saberá que deve comê-lo. Mas não estará salivando de vontade de um abacate, estará em paz, calmo e consciente de que deve comê-lo porque seu corpo necessita dele. Você não sentirá o impulso da fome, pois esse impulso é ligado à matéria, e o que você sentirá é a intuição trazida pela consciência, que não refletirá em nenhuma vontade física, apenas em um sopro de intuição. Da mesma forma que você recebe uma intuição de algo que não está relacionado a um alimento, você receberá a intuição do alimento, sem despertar nenhuma vontade física, nenhum impulso da carne.

Nesse estado de consciência plena do corpo, você terá a experiência de sentir o seu corpo agradecer no mesmo instante em que ingerir o alimento. Você sentirá o corpo ser recarregado de energia, se sentirá leve ao comer o abacate, se sentirá em paz. Não será como se estivesse comendo para saciar a fome, mas parecerá que você comeu e não comeu, pois permanecerá em paz, sem se sentir cheio após uma refeição ou sem desejar aquele alimento. Você apenas terá a experiência de uma alimentação em paz e equilíbrio. Essa é a sua primeira vitória!

3. Transmutando a Escuridão: Uma Jornada de Perdão e Transformação Interna

Muitos aspectos da nossa vida nos impedem de absorver e encontrar a fonte de energia. Mantemos por muito tempo aquilo que consideramos inaceitável e errado, julgamos e impedimos que se manifeste. Tudo está relacionado a guardar energia escura dentro de nós.

Portanto, será difícil manter a energia elevada quando buscamos reparação externa, mas mantemos dentro de nós a escuridão, impedida de sair e ser transformada.

É necessário olhar para a podridão. Com o tempo, a escondemos, criamos a falsa ilusão de que é uma podridão, mas na verdade é apenas algo humano, apenas a experiência humana. No entanto, a condenamos, acusamos e culpamos, e assim a escondemos. Chega o momento em que, depois de tantas experiências, estamos prontos para abrir esse calabouço e deixar a podridão sair.

Ao primeiro contato, temos medo, não nos aproximamos, não perguntamos, não falamos. Com cuidado, vamos nos aproximando e tomando contato até descobrirmos que aquilo nos causa profunda dor. Então, tomamos contato com essa dor novamente, aquela que não queríamos mais sentir e por isso a deixamos trancada. Afinal, nos causava a pior das dores insuportáveis. Mas é necessária coragem para entrar na dor e senti-la até o escuro do calabouço, e descobrir o motivo pelo qual a prendemos lá, longe de nós mesmos. Aquilo acabou crescendo sem percebermos, pois, se não olhamos para o que nos faz sofrer, o abandonamos, e o abandono traz consequências. Ninguém quer ser abandonado. Mas ao abandonar, fizemos com que aquilo continuasse a existir de uma forma velada, mas que crescia.

Tocamos a dor, deixamos que ela nos diga o que a aflige, e então estendemos amor e perdão. Nos unimos a esse aspecto esquecido, estendemos nosso amor e compreensão, e então passamos a entender a causa do sofrimento que carregávamos por tanto tempo, mas que poderia ter sido diluído em amor, afeto, compreensão e perdão.

A dor existe porque é incompreendida. Ela não tem voz, ela só sente, só sofre, se manifesta como dor, como uma consequência, mas é inconsciente da causa. E a causa é trazida pela conversa com esse lado esquecido, e pela compreensão que mostra os fatos como são e o amor por trás de tudo o que ocorre durante nossas experiências. O amor é a chave, o perdão é a rota de fuga do sofrimento, que encontrará o caminho da felicidade através de toda a carga que carregávamos e que era escondida de nós mesmos.

A vida é completa apenas quando decidimos olhar para tudo o que nos causa temor e então curar. Enquanto permanecermos fechando os olhos com medo de olhar para o que tememos e nos causa dor e sofrimento, permitiremos que isso cresça longe de nossos olhos e de nosso controle. Mas ele nunca deixará de existir. Ele apenas mudará e deixará de nos causar dor quando o transformarmos em amor e sabedoria, através do perdão.

Então, como podemos perdoar a energia escura dentro de nós se decidimos fingir para nós mesmos que ela não existe? Se a condenamos e julgamos? Se temos medo de nos aproximar com receio de nos machucar? Precisamos transcender essa etapa, trabalhando com a energia do perdão, que é muito poderosa e transforma a energia densa em luz.

O primeiro passo para absorver e encontrar a fonte de energia que nos manterá saudáveis e felizes, nosso corpo satisfeito, é fazer a limpeza interna, retirar toda a energia escura e transformá-la em energia de luz. Enquanto permitirmos que essa energia escura cresça dentro de nós, não haverá energia de alimentos de luz suficiente para suprir nosso corpo, que continuará a manifestar doença e sofrimento, devido à fonte interna de densidade que estamos alimentando, permitindo que cresça devido à nossa indiferença e não aceitação.

Trabalharemos para que a energia densa interna seja transformada, e então possamos iniciar uma jornada de pureza e luz, onde seremos apenas a energia boa manifestada e reluzindo em nossos corpos, como fontes de luz e energia que alimentarão a nós mesmos e tudo ao nosso redor, como um ciclo positivo de energia.

Apenas através do perdão será possível transformar. O amor, a aceitação e a compreensão são as fórmulas que dissolverão a dor, pois o que a mantém ativa é apenas o fato de negarmos o perdão e a caridade a ela. Precisamos aprender a perdoar e amar tudo o que corresponde a nós, tudo o que faz parte de nossa existência, e aprender a amar nosso corpo, nos apaziguar com ele, e a aceitar todos os aspectos que fazem parte de nós e estão causando sofrimento para o corpo.

As doenças que trazemos como reflexo de experiências de vidas passadas, e nos impedem de desfrutar de uma vida saudável e abundante, podem ser curadas através desse novo olhar de perdão. Para isso, devemos nos atentar ao momento em que se manifestarem, e então aceitá-las, entrar definitivamente dentro dessa doença, dessa dor ou dessa restrição, e nos colocarmos à disposição para ouvir, ver, aceitar tudo o que vier.

Muitos aspectos que estão presos nessas manifestações de sofrimento estão relacionados a comportamentos que temos hoje, e que nos impedem de florescer. São as pequenas pétalas que foram impedidas de desabrochar, mas que, uma a uma, vamos trabalhar para a sua libertação, para compor o florescer da linda flor que é a nossa consciência plena manifestada nesta vida.

Iniciamos um trabalho, assim, com o Ho'oponopono, que será nosso companheiro nessa caminhada até o final deste trabalho, que repetiremos diariamente até que todas as restrições que impedem que a pétala se abra se dissolvam. Essa prática será trazida para que possamos gravar em nós uma nova programação, aquela que afirmará que somos capazes de olhar para tudo o que nos impede de sermos felizes e aceitarmos e perdoarmos.

Trabalharemos a prática de identificar as energias benéficas para o nosso corpo, juntamente com o dissolver e transformar das energias densas em luz dentro de nós, através do perdão.

HO'OPONOPONO:

"Divino Criador, Pai, Mãe, Filho, todos em Um.

Se eu, minha família, meus parentes e antepassados, ofendemos sua família, parentes e antepassados, em pensamentos, fatos ou ações, desde o início de nossa criação até o presente, nós pedimos o seu perdão.

Deixe que isso se limpe, purifique, libere e corte todas as memórias, bloqueios, energias e vibrações negativas. Transmute essas energias indesejáveis em pura luz, e assim é.

Para limpar o meu subconsciente de toda carga emocional armazenada nele, digo uma e outra vez, durante o meu dia, as palavras-chave do Ho'oponopono:

Eu sinto muito, me perdoe, eu te amo, sou grato.

Declaro-me em paz com todas as pessoas da Terra e com quem tenho dívidas pendentes. Por esse instante e em seu tempo, por tudo o que não me agrada em minha vida presente:

Eu sinto muito, me perdoe, eu te amo, sou grato.

Eu libero todos aqueles de quem eu acredito estar recebendo danos e maus tratos, porque simplesmente me devolvem o que fiz a eles antes, em alguma vida passada:

Eu sinto muito, me perdoe, eu te amo, sou grato.

Ainda que me seja difícil perdoar alguém, sou eu que pede perdão a esse alguém agora. Por esse instante, em todo o tempo, por tudo o que não me agrada em minha vida presente:

Eu sinto muito, me perdoe, eu te amo, sou grato.

Por esse espaço sagrado que habito dia a dia e com o qual não me sinto confortável:

Eu sinto muito, me perdoe, eu te amo, sou grato.

Pelas difíceis relações às quais só guardo lembranças ruins:

Eu sinto muito, me perdoe, eu te amo, sou grato.

Por tudo o que não me agrada na minha vida presente, na minha vida passada, no meu trabalho e o que está ao meu redor, Divindade, limpa em mim o que está contribuindo para minha escassez:

Eu sinto muito, me perdoe, eu te amo, sou grato.

Se meu corpo físico experimenta ansiedade, preocupação, culpa, medo, tristeza, dor, pronuncio e penso: "Minhas memórias, eu te amo". Estou agradecido pela oportunidade de libertar vocês e a mim.

Eu sinto muito, me perdoe, eu te amo, sou grato.

Neste momento, afirmo que te amo. Penso na minha saúde emocional e na de todos os meus seres amados. Te amo.

Para minhas necessidades e para aprender a esperar sem ansiedade, sem medo, reconheço as minhas memórias aqui neste momento:

Sinto muito, eu te amo.

Minha contribuição para a cura da Terra:

Amada Mãe Terra, que é quem Eu Sou: Se eu, a minha família, os meus parentes e antepassados te maltratamos com pensamentos, palavras, fatos e ações, desde o início da nossa criação até o presente, eu peço o teu perdão.

Deixa que isso se limpe e purifique, libere e corte todas as memórias, bloqueios, energias e vibrações negativas.

Transmute essas energias indesejáveis em pura luz e assim é.

Para concluir, digo que essa oração é minha porta, minha contribuição à tua saúde emocional, que é a mesma que a minha.

Então esteja bem e, na medida em que vai se curando, eu te digo que:

Eu sinto muito pelas memórias de dor que compartilho com você.

Te peço perdão por unir meu caminho ao seu para a cura, te agradeço por estar aqui em mim.

Eu te amo por ser quem você é."

Te peço perdão por unir meu caminho ao seu para a cura, te agradeço

por estar aqui em mim.

Eu te amo por ser quem você é."

4.   Vivendo o Agora: A Jornada Rumo à Plenitude e Equilíbrio

Estar presente, essa é a fórmula para ser meditativo todo o tempo. E estando meditativo, estamos unos com tudo à nossa volta e com o nosso corpo. Deixamos que a intuição dirija as nossas vidas sempre no sentido de levar mais equilíbrio para a nossa rotina.

Sendo assim, trabalhamos vários aspectos em paralelo, que trarão esse estado meditativo. Não se trata apenas de parar por alguns instantes para meditar, mas sim de tornar-se a meditação cem por cento do tempo, estando presente no aqui e agora da forma mais bela que esse agora poderia se manifestar.

Assim nos desvinculamos dos padrões de sofrimento, deixamos de conectar com os registros de dor da malha planetária e que nós mesmos trouxemos como recordações do passado. É a fórmula para nos desconectarmos com o que nos fazia sofrer.

Estando em estado meditativo todo o tempo, passamos a observar tudo o que ocorre envolvido na sua própria beleza, deixamos de ver o sofrimento e também não há mais certo e errado. Tudo é certo e da forma mais perfeita assim como é apresentado, sem modificar absolutamente nada. Deixamos de tentar mudar tudo em nossa volta e simplesmente aceitamos o fluxo natural da vida. Estamos a buscar o estado búdico, o estado de não ser.

Trocamos a personalidade, que julga, que condena, que está insatisfeita ou satisfeita com algo, pelo estado de paz e plenitude, que pode ser conquistado aos poucos.

Sabemos que a energia na qual a Terra existe, ligada aos registros cósmicos de tudo o que já ocorreu na história desse planeta e às formas pensamento de toda a humanidade, é um verdadeiro desafio àquele que busca a sua própria iluminação. Mas a iluminação e ascensão se dará por aquele que transcende todos esses aspectos registrados na malha planetária que se manifestam em si mesmo, mas que assim podem ser transformados em amor e sabedoria plena.

Esse estado de deixar acontecer, de aceitar as sombras internas, que são expostas pela influência do próprio planeta e das energias que carrega, faz com que possamos tomar conhecimento daquilo que está impedindo que levemos uma vida saudável. Afinal de contas o que seria uma vida saudável? Saudável é viver de acordo com o nosso estado pleno de conexão com as necessidades da alma, que de fato não tem necessidades, não tem vontades, ela simplesmente é.

Sendo assim, conscientes de que simplesmente somos, nos deixamos levar pelas experiências da vida, da forma que se apresentam. Deixamos de ter vontades ou não vontades. Simplesmente deixamos fluir as energias em nós e em nossa volta, atentos ao que chega como sinal intuitivo para atender as necessidades daquele momento de forma leve e instintiva.

Podemos comparar esse estado ao que Buda alcançou, mas que foi mostrado como o final do processo. Ele alcançou o estado búdico e não mais ouvia as vontades do ego, não culpava e julgava, não mais gostava ou deixava de gostar, ele só via beleza, só via perfeição, pois assim tudo é. Assim a vida se manifesta, pura e simples, mas a personalidade a torna complexa e desafiadora, cheia de obstáculos à nossa própria ascensão e paz.

Então estamos inseridos nesse meio onde o tempo todo somos testados a expor os pontos pequenos que nos conectam à matriz de sofrimento, pois sim, nós também contribuímos para construí-la, e criamos um fio de conexão que nos une a ela. Mas esse fio é ativo apenas porque ele dá e recebe a mesma energia, ele dá sofrimento e recebe sofrimento, e assim se faz a conexão de simbiose. Mas então quando deixamos o estado meditativo ser presente em nossas vidas, deixamos de enviar a energia de sofrimento, e então a simbiose deixa de existir, e o fio se rompe.

Esse é o processo que limpa, transmuta, aspectos negativos e restrições que impedem de ouvirmos o chamado de nossa alma, as vozes de nossa consciência, que nos diz tudo o que devemos fazer para guiar a nossa vida de forma saudável.

Todos os impulsos que nos levam a escolher uma atividade física para a saúde do corpo, ou mesmo a alimentar-se de algo, podem vir através do instinto natural do próprio corpo, que diz a sua necessidade, ou pode vir da mente que resgata tal necessidade de alguma experiência que se foi, e que deixou recordações em nosso inconsciente.

Isso ocorre por exemplo com aquele que em uma certa fase da vida praticou algum tipo de esporte, mas que ficou a recordação de um tempo de alegria e paz, quando na época da juventude, onde se era livre e não havia na mente as preocupações que existem hoje. Essa recordação permaneceu de forma positiva, e então essa certa atividade física é vista como algo bom, algo satisfatório. E então a mente o leva agora, no momento presente, a querer praticar tal atividade. Mas ocorre que muitas vezes quando inicia percebe que não era isso o que necessitava, percebe que já não tem mais o preparo físico necessário a se dedicar em tal atividade, e então registra no aqui e agora um sentimento de incapacidade, de derrota.

Isso ocorre porque não foi ouvida a necessidade do corpo, e sim a necessidade trazida por um registro da mente, que nega o momento presente e tenta o tempo todo trazer uma recordação do passado para o agora, para então transformar o aqui e agora. Mas o que precisa ser entendido, assim como na alimentação e tudo o que está relacionado ao estado de saúde do corpo, é que o momento do aqui e agora é único, e o momento de amanhã será único também, e não uma repetição do que se foi.

O hábito de trazer antigas práticas, manias, recordações, do passado para o presente e tentar projetá-las no futuro, é algo que apenas atrasará o nosso processo evolutivo, a nossa transformação e estrada de aprendizado. Pois o futuro não está escrito em algo que ocorreu no passado a se repetir. E sim o futuro é completamente e absolutamente novo

. Por isso de nada adianta planejar e projetar no futuro algo que vem da mente, e sim o estado de felicidade, a forma de viver saudável, está em deixar que o futuro se dê de forma natural e equilibrada, a se mostrar como o desabrochar de uma flor.

O estado de aceitação do "aqui e agora" e a compreensão de que o futuro desabrochará naturalmente na medida que os aprendizados forem se completando e se transformando em sabedoria, fará com que vivamos em equilíbrio uma vida saudável.

A vida saudável é aquela que podemos viver sem preocupações, sem recordações e sem projeções. Vivemos apenas o hoje, em estado meditativo, observando, aceitando, aprendendo, e aglutinando as experiências em sabedoria em nosso registro cósmico, pois apenas isso fará com que desabroche o próximo minuto de forma completamente nova e surpreendente, deixando de ser apenas uma repetição de algo que já foi.

O estado consciente do momento presente é a abertura ao novo.

5. Trilhando o Caminho da Consciência: Desvios, Sabedoria e Essência

A consciência é medida pela capacidade do ser de simplesmente ser, desvinculando-se do irreal criado pela mente e abraçando sua verdadeira essência.

O primeiro encontro com o que chamamos de consciência ocorre quando dizemos: "Estou com a consciência pesada..." ou "Isso faz bem para a minha consciência! ". Mas afinal, o que é essa consciência e por que podemos senti-la pesada ou bem? Vamos entender o estado natural da consciência, que é viver a vida sem preocupações, pesares, tristezas ou arrependimentos. A paz da consciência é viver em paz conosco mesmos, dizendo sim à nossa essência e não à mente.

A mente divaga, cria ilusões e pensamentos destrutivos que nos afastam do momento presente. Essa mente é alimentada pelo ego, que nos identifica com nossa personalidade. Mas o que é a personalidade e por que precisamos dela? A consciência tem personalidade? E a mente?

A consciência é a conexão com o Divino, influenciada pela personalidade, que traz as recordações das experiências. Se maltratamos alguém e aprendemos com isso, a personalidade recorda essa experiência. A consciência trabalha com essa atuação da personalidade até que se eleve em sabedoria de alma. Esse estado de consciência plena traz a sabedoria da alma, não baseada nas recordações da matéria do Eu Personalidade.

Esse estado de consciência plena pode ser alcançado aqui e agora, ao nos desprendermos do ego e nos entregarmos à consciência, ao nada. Deixamos de querer, saber, ter, planejar e nos entregamos apenas ao viver. Esse desprendimento nos permite transcender nossas limitações e guiar nossas vidas pelo instinto natural de nossa essência.

Podemos escolher diferentes direções na vida, algumas levando ao nosso verdadeiro propósito e outras desviando dele. Esses desvios não são errados, são apenas desvios da rota principal, necessários à nossa evolução.

Quando pensamos em alimentação e nas energias que nos envolvem, muitas vezes tomamos caminhos desviados da rota principal. Todos esses caminhos foram válidos para adquirirmos sabedoria na jornada da vida.

Assim como um Chef de cozinha, criamos nossa vida com base em experiências. É importante experimentar todos os sabores e aromas que a vida oferece para selecionar aqueles que comporão a bela essência da nossa vida.

Misturamos todas essas experiências com a alquimia da consciência, aproximando-nos cada vez mais dela e aprendendo a ouvi-la. Deixemos o julgamento de lado e substituamos a palavra "erro" por "desvio", desvios belos carregados de experiências, para que possamos manifestar plenamente nossa consciência no aqui e agora.

6. A Conexão entre Intuição e Alimentação: O Caminho da Consciência Nutricional

Chegamos ao ponto chave, o meio, o objetivo da busca. O sentir está relacionado à nossa capacidade sensorial, à sensibilidade. Mas também está ligado ao estado de consciência onde o sentir se transforma em apenas intuir. E o que entendemos por sentir está ligado aos sentidos físicos e, portanto, podem ser suscetíveis ao estado da mente, que por sua vez está ligada à matriz planetária e às suas restrições.

Portanto, quando falamos em sentir, não nos referimos ao sentir físico, mas sim à intuição. E esse intuir não se relaciona com os sentidos do corpo, com a vontade de comer, mas sim mostra a direção, como uma bússola. É um direcionador energético, que o leva ao encontro daquilo que necessita para promover o perfeito equilíbrio de seu corpo físico, emocional e mental.

Sim, quando dizemos que a energia indicada pela consciência trabalha o equilíbrio de todos esses corpos, é porque trará o complemento necessário para que todo um sistema possa viver em unidade, em harmonia. E não podemos separar o emocional, o físico e o mental, pois os três estão juntos na experiência da matéria que todos nós vivemos.

Essa experiência material é uma história repleta de aventuras, de experiências, que resultam em caminhos certos e mais desafiadores, mas que sempre levam ao equilíbrio do corpo. Mesmo quando ingerimos substâncias e formas de energia que prejudicam o funcionamento desse sistema, o corpo trabalha para que o reequilíbrio aconteça. Isso se manifesta na forma de dores, vômito, náuseas e outros sintomas que indicam que algo está em processo de ajuste interno.

Sim, é um ajuste, e esse processo pode ser doloroso, pois não é o equilíbrio em si, mas sim um período de transformação, de mudança energética, onde a densidade é expelida para permanecer apenas a luz e trazer o equilíbrio novamente ao sistema. Todo o corpo trabalha dessa forma, e nos momentos em que está expelindo a densidade e trazendo o equilíbrio, é quando podemos intuir a energia dos alimentos, quando o corpo, ou seja, todo o sistema, mostrará o que é necessário para que esse equilíbrio aconteça.

A forma como exemplifiquei o desequilíbrio pode ter sido intensa, mas também pode se manifestar de forma sutil, como uma simples garganta seca. O que significa a sensação de garganta seca? Significa que necessita de lubrificação, de líquido, de água. Essa não é a vontade de tomar um suco de laranja, nem tampouco uma cerveja, mas sim é o instinto que mostra a você, através da sua intuição, que necessita de líquido para se reequilibrar.

Então você sente vontade de ir ao banheiro. O que ocorre nesse momento? Ocorre que o sistema já absorveu os nutrientes, a energia do que foi ingerido, e deseja expelir o que não é necessário, a energia densa, que contém sim uma forma de energia, mas não é a energia necessária ao seu organismo. Afinal de contas, se fosse assim nós comeríamos as próprias fezes.

Então chega a curiosa reflexão de por que alguns animais se alimentam das próprias fezes. E então lembramos que eles não sabem que é julgado errado pela sociedade que as fezes não devem ser comidas. Eles simplesmente são levados pelo instinto animal, que não é a sua intuição, mas sim apenas um instinto que trabalha a nível físico, pelo olfato, onde é capaz de sentir o odor do resíduo de algum alimento que acabou não sendo processado pelo seu organismo, e foi expelido de forma que seja capaz de exalar o odor daquele alimento.

O animal, com o seu olfato apurado, é capaz de sentir, com o seu sentido físico do olfato, o odor desse resquício de alimento, e então se alimenta dele. Ele não sabe que o seu organismo expeliu porque ele não necessita desse alimento para o seu organismo, pois ele não se alimentou guiado pela sua consciência, e sim pelo sentido físico, animal, apenas ligado ao corpo, mas que de qualquer forma também acaba por alimentar todo o seu próprio sistema assim como nós.

Se dermos a um animal um chocolate, ele se alimentará, mesmo sem saber que faz mal ao seu organismo e poderá adoecer. Ele é guiado pelo sentido físico do olfato, e não pela consciência. Não é capaz de direcionar os seus hábitos pela intuição. Essa é a diferença entre humanos e animais, a qual exploraremos mais adiante novamente em outro capítulo.

Mas isso nos leva a perceber que um ser humano pode sentir a energia dos alimentos apenas se der ouvido à sua consciência, à intuição que é trazida da sua suprema manifestação de alma. E deixa de lado o instinto animal que é o faro do cachorro, e que então nos torna iguais a ele.

Não é uma questão de julgamento, do que é considerado certo ou errado de se alimentar, mas sim de guiar a vida e fazer com que o nosso sistema do corpo trabalhe apenas para suprir a necessidade energética para que esse sistema permaneça em perfeito equilíbrio. E isso apenas pode ser obtido por nós mesmos, quando acessamos a consciência.

A energia do alimento é viva, ela emana vida e luz. Ela emana tudo o que é necessário para que possamos captar a sua existência, a sua energia. E então sabemos que os alimentos possuem vibração energética, e por isso, não seria possível captar essa vibração com o nosso aparelho respiratório, ou com os nossos olhos. E sim somos capazes de captar com a mudança energética sentida quando projetamos em estado de consciência a imagem desse alimento para nós.

O nosso corpo vibra em energia negativa, posicionada em pólo negativo daquilo que necessitamos. O alimento que contém a energia que estamos em falta, vibra na mesma energia que estamos no polo negativo, mas ela vibra no polo positivo, e dessa forma elas se atraem, da forma que um ímã se atrai a outro em polos opostos.

Vamos tomar como exemplo um corpo que necessita ingerir certa

 dose de vitamina C. Então sabemos que podemos obter essa energia de várias fontes. Mas o nosso paladar ou o nosso aparelho respiratório, ou os nossos olhos, não são capazes de captar a vitamina C nos alimentos, e sim apenas de confiar na intuição trazida pela mensagem da consciência.

Nesse momento, a nossa mente trabalha para a consciência, e não para a malha planetária de restrições, e ela traz de forma codificada a imagem em nossa tela mental do alimento que poderá trazer o suprimento de tal vitamina que necessitamos. Esse momento é algo supremo e digno daquele que aprendeu a conectar-se com a sua consciência, superando o preconceito e deixando-se levar pela confiança em si mesmo e na sua capacidade de receber tais informações.

Esse ser recebe em sua tela mental a imagem do alimento, e então vai em busca de tal alimento que suprirá sua necessidade. Ele não sabe que necessita de vitamina C, mas ele vê em sua tela mental a imagem de uma laranja. Não é a mente que mostra a laranja trazendo uma necessidade física ou ligada a restrições, apegos ou crenças, mas sim ela contribui apenas em mostrar, de forma codificada, o que pode ser recebido por você de forma a ingerir tal vitamina.

A mente sabe o que será entendível para você nesse momento. De que adiantaria ela mostrar uma fruta ou um alimento que você não conhece? Onde você encontraria e como saberia do que se trata? Ela necessita ser a parceira da consciência nesse trabalho de decodificação da mensagem. E então o corpo será suprido da energia que necessitava.

Pensamos então: seria necessário realizar exames nutricionais a cada intuição trazida da consciência? Dessa forma permaneceríamos as nossas vidas todas dentro de laboratórios a coletar materiais para exames. Se não aprendermos a ouvir a nossa consciência e a sentir a energia dos alimentos, estaremos a trazer lixo tóxico para dentro dos nossos sistemas energéticos o tempo todo, e que acabarão por ocasionar doenças físicas, que serão a limpeza do sistema ocorrendo de forma intensa, e então procuraremos os consultórios médicos a medicar-nos para resolver os problemas de saúde.

Então aprendamos a sentir o que é trazido através da consciência e a sentir a energia dos alimentos que não despertam o paladar, mas sim são trazidos através da intuição, e que promoverão o perfeito bem-estar do nosso sistema.

7. O Ancião Sábio e a Sabedoria da Consciência Alimentar: Uma História de Intuição e Equilíbrio

Vou contar uma história: Era uma vez um ancião muito antigo que morava em uma aldeia, um vilarejo. Ele era o maioral dentro daquela comunidade, trazia toda a sabedoria necessária para que todos vivessem em paz e harmonia. Essa era uma prática muito comum em pequenos vilarejos e pequenas aldeias. Os anciãos eram os médicos, eram os sábios e algumas vezes também eram a lei.

Pois então esse ancião trabalhava para o seu próprio equilíbrio, pois enfim ele deveria sempre estar centrado no aqui e agora para conseguir levar a palavra de sabedoria a quem viesse buscar.

Um dia, chegado o momento da ceia, ele está sentado em uma mesa farta de alimentos, que é oferecido a ele como agradecimento por todas as palavras de sabedoria que leva às pessoas. Ele vive de oferendas tanto em moeda quanto em objetos e alimentos que o sustentam. Essa mesa foi posta para ele, preparada com todos os recursos disponíveis em ervas e temperos, para dar mais sabor aos alimentos e tornar mais especial.

Mas enfim ele se senta nessa mesa farta e observa toda essa quantidade de alimento, e por um momento sente que não deve se alimentar. Ele não está com fome, pois superou o instinto de seus sentidos primários do corpo, portanto não é levado pelo impulso do olfato ou mesmo do que os olhos podem ver na beleza dos alimentos que foram colocados especialmente para ele. Ele então se levanta e se afasta da mesa, sabendo que a sua consciência o diz para não se alimentar.

Ele se afasta e se retira em um espaço onde pode ficar sozinho. Decide silenciar e permanecer em paz, pois é para isso que a sua consciência o atrai. Entra em profundo estado meditativo e então é colocado diante de sua tela mental uma cena: dentro do vazio da consciência, foi capaz de receber essa visão, que o mostrou um animal sendo perseguido. Esse animal procurava alimento e, portanto, havia saído da sua área segura, e então resolve ir se alimentar em áreas mais distantes para saciar a sua fome.

O animal vai até as áreas mais distantes e se farta de alimento. Então, satisfeito, mas ainda com o corpo pesado e cansado devido ao processo metabólico digestivo, acaba por permanecer ali por mais uns instantes. Não percebe que ali era o habitat de um predador. Que então o ataca em seu momento de deleite após a refeição. E acaba por virar a refeição de seu predador.

Esse animal, movido pelo instinto físico, pelo faro, atraído para áreas longínquas, acabou por se arriscar, pois não é capaz de ouvir a voz de sua consciência. Então acaba por arriscar a sua vida, e sucumbe nas garras do predador.

Então o sábio ancião reflete sobre a cena, sabendo que o animal não é capaz de alimentar-se pela intuição. Ele sabe qual alimento o faz bem, e assim foi em direção a esse alimento, não errou em encontrar algo que realmente supriria as necessidades do seu corpo em equilíbrio, mas não foi capaz de salvar-se das garras do predador.

O predador, é o instinto animalesco, que faz parte do corpo físico, e da experiência material, mas não é quem deve ditar as regras dentro da nossa casa, que é o nosso corpo. Quem dita as regras é a consciência, ciente de que o corpo e os instintos trazidos por ele são apenas parte dessa experiência, mas a consciência é eterna e pode se manifestar em várias formas de vida, e que nesse momento se manifesta no corpo a habitar esse planeta. O animal não era capaz de ouvir a sua consciência, mas sim de ouvir o instinto do corpo físico.

O sábio, alcançando o seu estado de equilíbrio, capaz de ouvir a voz de sua consciência, sabe que ao negar o alimento sobre a mesa, estava seguindo o chamado de sua alma na direção correta, independente dos instintos do corpo. Ele então compreendeu que aquele alimento o faria mal, poderia adoecer o seu corpo ou mesmo matá-lo. Enfim, ele compreendeu que o chamado da consciência sempre nos levará em direção ao alimento que nos fará bem, ou mesmo a não se alimentar, deixando de alimentar-se, mas preservando o perfeito equilíbrio do conjunto todo que compreende os corpos sutis e o físico, que estão a manifestar a nossa consciência.

Dessa forma, compreendemos que não há alimento bom ou ruim, que possa ser colocado nesses adjetivos para toda a humanidade, mas sim que cada um, ouvindo a voz de sua consciência em cada momento, poderá trazer para dentro do seu organismo apenas o que fará bem. E que as circunstâncias que envolvem o ato de alimentar-se de algo não estão restritas apenas a substância contida no alimento, mas sim na experiência daquele momento. Por isso, o mais importante é estar ancorado no aqui e agora.

Você pode se alimentar de algo que foi preparado de uma forma que o faria mal, mas se em uma segunda experiência se alimentar desse mesmo alimento preparado de forma diferente, pode o fazer bem.

Em um dia você está sendo intuído que deve repousar, mas acaba por forçar-se a sair com os amigos, e então manifesta uma doença que indica que foi exposto a atividades desnecessárias em um momento em que deveria estar em repouso. Assim é quando ouvimos a intuição, impedindo que as experiências da matéria ditem o nosso caminho, mas sendo apenas o que somos, sem preconceito e sem julgamento, ou mesmo sem buscar por explicações, mas confiando que o que chega a nós através da consciência é sempre o melhor caminho.

Alimentar-se de forma saudável não é apenas algo relacionado ao alimento em si, mas na experiência de alimentar-se. E para que uma experiência nos faça bem e não mal, necessitamos nos desvincular de crenças e padrões que trazemos enraizados na mente. Devemos assumir a nossa presença Eu Sou em nós, permitindo que direcione as nossas vidas em direção a união com essa que é a nossa verdade, dissolvendo cada vez mais aquilo que pensamos ser e que nada mais é do que uma personalidade criada a partir de tais crenças e do meio onde vivemos.

Não é necessário seguir padrões ou regras, ou mesmo aquilo que aprendemos ser como certo ou errado dentro da sociedade onde vivemos. Se deixamos uma mesa farta e damos as costas a ela porque sabemos que não devemos nos alimentar naquele momento, essa atitude pode ser julgada como falta de gratidão pelo alimento que foi ali colocado, julgamento que é trazido por crenças religiosas impostas pela sociedade. Mas que são apenas crenças e julgamentos, que não podemos deixar que nos carreguem para um grande padrão de forma pensamento planetário onde todas as pessoas são levadas como uma grande onda para as mesmas ações e erros.

Podemos ser aqueles que decidiram andar em direção oposta a grande onda, e então terão a possibilidade de desvincular-se da personalidade construída por aquilo que acreditavam ser, mas que era feita apenas de crenças limitantes. Dessa forma permanecemos livres e sabemos o que faz bem ou mal a nós, de acordo com a voz de nossa consciência.

8.   Alimentação e Consciência: O Equilíbrio Vital na Troca Energética

A energia que o corpo gera durante o trabalho está diretamente ligada à necessidade de repor esse movimento. A vida se alimenta através de uma troca energética, um processo circular de dar e receber.

Nós fornecemos alimentos energéticos a diversas coisas, produzimos produtos, geramos energia em nossas palavras e movimentamos nossas mãos para criar algo que beneficie alguém. Consertamos coisas e até enviamos amor através de gestos carinhosos. Da mesma forma, podemos enviar ódio e rancor, manifestando energia em nossas ações.

Esse é o processo, a lei da natureza, que faz com que os animais se alimentem de carne. Essa alimentação é atraída para seus corpos, pois assim eles vibram. Os animais são seres desprovidos do despertar de consciência como nós. Portanto, agem por instinto, sendo atraídos pelo alimento devido à energia que ele vibra e que desperta seus instintos. Eles sabem o que devem comer devido aos sinais recebidos pelos órgãos receptores, como o aparelho auditivo, os olhos e o aparelho olfativo, que os direcionam ao alimento.

Quando uma presa está em fuga na relva, o leopardo ativa sua capacidade auditiva, despertada pelo instinto de suprir a necessidade energética de seu corpo. Mas então surge a pergunta: por que eles são atraídos energeticamente, como um pólo negativo para um pólo positivo, em direção a essa carne?

Como mencionado anteriormente, o polo negativo do corpo, com baixa energia, atrai uma energia similar, mas em maior quantidade, para alcançar o equilíbrio do sistema. Portanto, o animal, que vibra na energia de predador, impulsionado pelo instinto de caça, é atraído para algo que o levará a uma vibração semelhante, mantendo assim a harmonia de seu sistema.

Portanto, sabemos que os animais se alimentam de carne para manter o equilíbrio do sistema. Da mesma forma, os seres humanos que vibram nessa energia também alcançam equilíbrio em seu sistema através da ingestão de carne, quando não estão prontos para incorporar alimentos mais leves e de vibração mais sutil em seus corpos.

Observem que uma dieta vegetariana imposta traz mais malefícios do que benefícios. Isso porque vai de encontro ao que o próprio corpo necessita energeticamente para promover seu equilíbrio. Assim como oferecer apenas alimentos vegetais a um animal carnívoro resultaria em sua incapacidade de sobreviver. É importante perceber que a questão da alimentação não se resume a escolhas mentais, julgamentos ou imposições. É, na verdade, um processo baseado na troca energética, no dar e receber.

Um ser vivo que requer energia acabou direcionando sua energia para outras atividades que contribuem para a manutenção e equilíbrio de outros seres, do planeta e do meio ambiente em que vivem. Dessa forma, acabam necessitando de reposição energética por meio de uma fonte de energia positiva com o mesmo estado de vibração. Apenas uma carga positiva, em sintonia com o estado de vibração, pode verdadeiramente trazer equilíbrio a esse sistema.

Existem pessoas que podem passar toda uma vida sem conseguir modificar sua forma de alimentação. Elas não trabalharam no despertar e na libertação da mente de certos padrões e crenças limitantes, que as mantêm presas na ilusão de certo ou errado imposto por fontes externas. Isso é um grande equívoco na sociedade e para aqueles que buscam uma vida saudável. Ao não buscar as respostas dentro de si mesmas, constantemente desequilibram seu próprio sistema. Esquecem-se de acessar seu "Guru" interior, que é o único capaz de discernir o que é benéfico ou prejudicial para esse complexo sistema de energia que é o corpo físico e os corpos sutis.

Os animais, por outro lado, não possuem a capacidade de se desvincular de algo a que não estão presos. São livres em termos de padrão mental, não sendo guiados pelas restrições presentes na malha planetária que afeta as mentes humanas. No entanto, também não possuem o complexo sistema de despertar de consciência que os levaria a buscar formas de elevação para se libertar desses padrões.

Entendem agora por que os animais não precisam desenvolver a consciência? Eles já são livres, simplesmente são o que são. Representam manifestações supremas do Eu Superior, plenos e belos em suas formas, contribuindo para o equilíbrio do sistema através de seus atos. São guiados pela força maior, pelo simples equilíbrio de existir, nada mais.

É por isso que se alimentam de carne, assim como existem plantas, herbívoros, carnívoros, aves e peixes, todos juntos formando uma bela harmonia na natureza. Cada um desempenha seu papel dentro do ecossistema do Planeta Terra. São perfeitos em suas ações e formas, não sendo influenciados pela prisão mental das formas-pensamento ou pela busca por um despertar que os faria ascender. Não procuram nada, não julgam, simplesmente seguem os instintos do corpo físico.

Aceitam sua natureza, sendo apenas animais que sentem fome, sede, sono, e outras necessidades básicas. Esses animais agem por instinto, não por intuição, que sabemos ser diferentes entre si. São conduzidos pela paz de simplesmente existir, vivendo no momento presente e cumprindo sua missão.

Nós possuímos a capacidade de acessar a consciência e trabalhar através da mente na criação de formas-pensamento, que podem ser benéficas ou prejudiciais para nossa jornada, aprendendo conforme nosso nível de maturidade. No entanto, estamos constantemente em busca, não nos limitando apenas ao que somos e ao que está acontecendo no presente.

Quando sentimos desejo por algo, imediatamente avaliamos se é certo ou errado, se será uma ação positiva ou negativa, e as consequências que podem surgir ao agir ou não agir. Este estado mental representa uma espécie de aprisionamento às formas-pensamento do mundo, que influenciam toda uma sociedade, mantendo-a cativa e buscando sua libertação para se conectar com a própria consciência.

E se nós simplesmente deixássemos de lado essa dicotomia entre certo e errado? E se abandonássemos o planejamento ou a busca pela libertação ou ascensão? A busca pela perda de peso ou pela saúde, pelo comer corretamente ou incorretamente, pelo beber ou não beber. E se apenas nos permitíssemos viver? Seríamos mais felizes? Certamente sim, mas somente quando estivermos livres das formas-pensamento que nós mesmos criamos e que sustentam nossos vícios, as necessidades que nos fazem agir por impulso, instigados pelo instinto e não pela consciência.

Precisamos, antes de tudo, nos libertar do julgamento e nos tornarmos mais como os animais, soltando todos os preconceitos que construímos em nossas vidas e que nos impedem de ser verdadeiramente livres. Ao fazer isso, dissipamos as barreiras que nos afastam do despertar e da conexão com a consciência.

Costumamos rotular certos tipos de alimentação como certos ou errados e seguimos um caminho pré-determinado por outros, uma sociedade moldada por um pensamento que nasceu do medo, da imposição e, muitas vezes, de traumas de experiências passadas, como guerras. Essas experiências deixam marcas que moldam nossas ações e padrões de vida.

Na Bíblia, aprendemos sobre o consumo abundante de carne e vinho, e como o Mestre Jesus trouxe a libertação do sacrifício da carne, comparando-o ao seu próprio despertar livre do corpo e para a eternidade, embora tenha sido frequentemente mal interpretado. Hoje, muitas igrejas celebram isso com festas e churrascos, ainda que tragam à tona o sacrifício dos cordeiros do mundo moderno.

Estamos à beira de um paraíso, porém o que nos mantém presos na repetição de ações do passado são as crenças que carregamos e reproduzimos sem conscientização. Sem refletir sobre nossas ações, não conseguimos distinguir entre ser livre e estar aprisionado por hábitos repetidos por gerações.

Embora observemos a perfeição da vida e aprendamos nas escolas sobre o belo equilíbrio que rege a natureza, ainda assim continuamos a criar animais confinados em jaulas para nos alimentar. Geramos milhares de seres em ambientes fechados apenas para seguir um padrão enraizado há milênios, tudo isso enquanto estamos aprisionados por formas-pensamento.

Este é um exemplo flagrante de desequilíbrio ambiental, pois interrompemos o ciclo natural de vida: desde o nascimento da planta até a alimentação do herbívoro e, por fim, a chegada do predador. A criação em massa de animais herbívoros causa danos ambientais significativos, contribuindo para os problemas que testemunhamos em nosso planeta. Esses problemas só serão resolvidos com uma mudança completa de mentalidade em toda a sociedade, abandonando os padrões de pensamento transmitidos por tantas gerações passadas.

O ato de consumir carne, quando realizado por um animal carnívoro, é simplesmente uma troca de energia, onde a energia negativa de uma fonte é absorvida e fundida com a energia positiva do corpo que a recebe. Esse processo é essencial para o equilíbrio do ecossistema e para a sustentação da vida, tanto no planeta quanto nos corpos daqueles que participam desse ciclo.

Por outro lado, alimentar-se de maneira preconceituosa ou repetir padrões originados de traumas passados ou crenças é um ato de desequilíbrio que afeta o próprio corpo. Quando o corpo não está em seu estado de normalidade e equilíbrio, ele se ajusta para receber energia que sustenta a vida, mas essa energia acaba por ditar as regras na mente, criando um estado de dependência.

Essa dependência não se limita apenas à alimentação de carne, mas abrange todos os tipos de alimentos. Qualquer substância introduzida no corpo influenciada por formas-pensamento temporariamente supre a energia necessária, porém deixa lacunas, falhas no campo vibracional e nos corpos sutis do indivíduo. À medida que nos libertamos das formas de pensar condicionadas e direcionamos nossa alimentação de acordo com os chamados de nossa consciência, gradualmente curamos essas lacunas e restauramos o equilíbrio.

Assim se desenrola o processo de alimentação, que não deve ser rigidamente vegetariano ou carnívoro, mas sim uma composição que mantenha o equilíbrio do sistema. Esse equilíbrio só será alcançado quando a mente estiver livre de padrões e crenças arraigadas ao longo de eras, que moldam comportamentos e despertam instintos em relação à alimentação e ao comportamento em geral.

Esses instintos são naturais para os seres que não têm acesso à própria consciência e estão cumprindo seu papel na manutenção do equilíbrio vital do planeta.

É natural para os carnívoros necessitarem da energia da carne para sua saúde e propósito. Não há nada de errado nisso; eles simplesmente são e existem.

No entanto, ao ser humano foi concedida a capacidade de sentir e direcionar sua vida e instintos, guiando-os pela intuição, que indica o que o corpo precisa em termos de energia, não necessariamente em forma física. O desafio está em alcançar essa habilidade de comunicação, que é inerente à natureza humana, e viver de acordo com o propósito desta existência.

O que limita e impede o ser humano de atingir esse estado de conexão? São apenas os padrões, preconceitos e julgamentos, desde o autojulgamento até o medo de ser julgado, todos eles ligados às formas-pensamento da humanidade, que criam crenças para reger suas vidas.

9. Reflexões Sobre a Vida na Carne: Energia Vital e Consciência

A carne, assim como todas as formas de manifestação da vida, tem vida. Possui energia vital, mas que pode ser transformada quando provida ou desprovida de alma. Como um vegetal que, após entrar em estado de decomposição, se transforma em outra forma de energia. Assim, a carne tem vida enquanto parte do corpo físico, habitat provisório de uma alma, assim como após a desconexão da alma.

A alimentação vegetariana é também algo que trabalha na obtenção da energia, através dos alimentos vegetais após a desconexão com o fio que os ligava ao processo de crescimento enquanto manifestados no planeta, e a crescer e expandir na mesma forma vegetal a qual vieram. Mas ocorre que qualquer tipo de energia, mesmo a carne, quando proveniente de um ser que já não apresenta mais a centelha divina, que não tem alma, ainda assim tem vida. A questão é se essa vida restante desse pedaço de energia é adequada ou suficiente para a alimentação.

Voltamos à questão dos animais, como os abutres, que se alimentam de carne já desprovida de vida, que já não mais é a mesma energia que habitava aquele pedaço de existência enquanto carregando uma alma, mas que ainda é energia, transformada através da mágica do processo de decomposição, que faz nascerem outras formas de vida e energia e que alimentam esse animal. Outros animais se alimentam do animal recém-morto ou mesmo matam o animal para se alimentarem. Nesse momento, a energia contida nessa carne é diferente daquela que o abutre busca para se alimentar, e é diferente da energia que existia quando acompanhada de uma alma a habitar esse corpo.

Assim, quando o ser humano se alimenta de carne, assim como os animais, encontra a forma de conservar, buscando os momentos certos para ingeri-la. Ingere a fatia de energia necessária ao seu organismo. A questão energética ligada à carne é um assunto que deve ser explorado em suas múltiplas dimensões, pois é carregada de preconceito, traumas, opiniões e ideias arraigadas em personalidades que conservam o amor pela vida e a transformam em uma forma diferenciada de se manifestar, que é o amor pelo ser que carregou aquele corpo, o amor por aquela alma.

Assim ocorre o processo mental em alguns que se forçam a não ingerir essa energia, mas ainda vibram nela. Ou seja, ainda estão inseridos em uma realidade de dor e sofrimento, vibram como a carne, mas devido ao preconceito, se negam a ingeri-la, e por isso adoecem. Mas então como trabalhar essa aceitação dentro de si mesmo? Como levar a energia da carne para dentro de um organismo? Porque quando em estado de purificação e leveza de alma, não se consegue alimentar-se de carne?

Sabemos que juntamente com todas as formas de vida há o registro de alma, as recordações e impressões que permanecem atreladas ao corpo. Esse corpo pode ser a manifestação de um vegetal como também de um animal, e mesmo do corpo do ser humano. Esse corpo, quando do momento do seu desencarne, do processo de separação entre alma e corpo físico, e até mesmo dos momentos que viveu durante toda a última encarnação, ficam registrados nesta alma, e acoplados nesse corpo físico mesmo após o seu desencarne. Muito evoluído em consciência deve ser um ser que não deixa as impressões físicas do corpo registradas em sua alma, e que não fica acoplado ao corpo físico ainda depois do desencarne, dificultando o processo de desconexão.

O que faz um homem permanecer conectado ao corpo físico pode ser desde as impressões recebidas durante a vida, uma doença que carregava, uma dor, ou mesmo o sofrimento do momento do desencarne, que ainda pode ser sentido mesmo após o desencarne, quando ainda permanece ligado a esse corpo, como também pode permanecer conectado ao corpo por não ter trabalhado as questões da consciência, a libertação da matéria, e a compreensão do processo de toda a vida. A segunda questão, atrelada ao despertar da consciência e o desapego à matéria, é algo completamente relacionado aos seres que possuem consciência, e que então acabam por criar em suas mentes os processos obsessivos que os fazem carregar comportamentos e sofrimentos, a afirmar uma personalidade que decidiram manifestar.

Mas a primeira questão, completamente animal e física, é apenas um reflexo do que foi sentido a nível físico, e não a nível de consciência, e que pode ocorrer com todos os seres, desde uma planta até mesmo em um animal, ou um copo com água, ou seja, pode ocorrer com todas as formas de energia. Todo o sentimento que é projetado em direção ao que existe, e simplesmente por existir é matéria e é vida, fica registrado naquele pedaço de vida, e torna-se parte de sua história, a construir a sua realidade.

Sabemos que quando direcionamos o sentimento de gratidão e amor à nossa casa, ao nosso lar, ele prosperará. Quando direcionamos esse mesmo sentimento ao nosso alimento, aquele que foi retirado amorosamente do galho da árvore, aquela planta que foi cultivada com amor, e do momento de sua colheita foi recebida com gratidão e bem querer, estará carregada de energias vitais benéficas ao nosso organismo.

Como tratar então o processo de desencarne dos animais? Eles são criados para servirem de alimento, contra a sua natureza, sabendo que a sua natureza é diferente dos vegetais, que são criados para viverem em todos os ambientes e florescerem e frutificarem em abundância para suprir a vida, mas os animais vivem desprovidos de seu direito de ser natural.

Permanecem por toda uma vida habitando regiões carregadas de sofrimento e dor, vivendo em locais sem receber amor, sem contato amoroso de sua espécie, sem a liberdade de ir e vir, de se locomoverem. Dessa forma, somos muito parecidos com os animais, pois um homem que supostamente fosse criado por toda uma vida para o objetivo de alimentar alguma sociedade, mesmo que desprovido do processo mental que o levará ao abismo antes mesmo do seu abate, ele não produzirá uma carne saudável, simplesmente por não ser permitido que viva a sua vida de forma natural.

Um homem que viva toda a sua vida como todos nós vivemos, com o seu trabalho, a sua família, e toda a sua rotina, e que ao final, na velhice, for abatido em silêncio, sem tomar conhecimento do que se trata aquele momento, se tiver recebido muito amor por toda uma vida, certamente produzirá uma carne saudável. Pois uma carne como essa é carregada de energia amorosa e de um ser que foi livre, viveu a sua natureza por toda a vida.

Mas então o que podemos dizer dos animais e da forma que a carne é produzida? Mesmo o nome 'produzida' nos leva à reflexão de como transformamos um ser vivo livre, em um produto. Afinal, os seres vivos podem ser considerados como produtos? A questão energética ligada à carne é muito delicada, pois trata de amor, trata de liberdade, trata de paz e equilíbrio, que todos nós buscamos, mas não é o que semeamos.

A carne, da forma que é produzida hoje, é carregada de energias densas e prejudiciais ao organismo. Carrega seus nutrientes apenas como um repositório de matéria, mas a energia que carrega é prejudicial ao nosso sistema como um todo. Ocorre que alguns estão trabalhando em processos de equilíbrio em seu sistema corporal, e então vibram na mesma sintonia dessa energia. Carregam formas de pensar e de agir de uma sociedade antiga, que faz dos dias de hoje repetições de um passado que já se foi.

De costumes e de pensamentos que não são mais alinhados com a Nova Era. Esses pensadores trazem o gosto pela carne, afinam com a energia do sofrimento pois eles mesmos sofrem nos seus dias atuais, e trilham a mesma busca deste animal, a busca pela liberdade de expressão e de ser o que é. Como uma relação de simbiose, são atraídos para esse pequeno pedaço de energia que carrega tantas informações, as quais acabam por atrair em ressonância para uma completa união e regeneração das energias que estão em baixa quantidade para continuarem as suas rotinas.

Mas essas rotinas são como a daquele ser que gerou a carne, carregadas de um registro de informações de quem busca pela própria liberdade e paz, pela própria integridade em ser o que é. A busca por encontrarem a si mesmos e se soltarem das grades às quais se prenderam. O sentimento que faz com que sejamos atraídos à carne, é apenas uma relação de ressonância energética, como já foi explicado, e que ocorre dentro da regra geral de como nos alimentamos.

Portanto, não se trata de algo que é certo ou errado, mas apenas algo que é a perfeita ressonância daquele ser, que ainda nega o que é, nega a sua natureza e o seu propósito, segue inserido em uma malha de ilusão que é a sua própria vida, recheada de falsas impressões e enganos, e que serão percebidos na medida que começar a trabalhar o próprio despertar. Por isso que os que despertam verdadeiramente para o Eu Sou, não se alimentam de carne. Não ressoam com essa energia, não trabalham mais nessa busca, se libertaram.

Esses são os que não se alimentam, mas são desprovidos de preconceitos e julgamentos, não necessitam dessa energia e, portanto, não haverá exames clínicos que demonstrem faltas de vitaminas, mas sim sempre uma saúde perfeita de todo o sistema. Que pode deixar os médicos tradicionais completamente surpresos, parecendo um milagre, mas que é real, como a mágica da ressonância das energias. O que precisamos é de algo que ressoe com a nossa energia, que seja unido a nós em perfeito complemento de negativo com positivo na mesma faixa de vibração energética.

E por isso a carne carregada de energia e registros de sofrimento, ânsia por libertação e dor, é sim ressonante com a busca de muitos de nós, que acabamos por vir a essa experiência a nos libertarmos de tantas restrições, que carregamos por tantas eras, e que serão também trabalhadas na energia do amor, perdão e gratidão. Lembrando e repetindo que sentimos muito, pedindo que nos perdoem, agradecendo, e declarando o nosso amor pela vida, pela experiência da forma que se apresenta.

Sem julgamento ou preconcepções, pois viemos todos a nos libertar. Estamos envolvidos em um mesmo padrão. A busca pela libertação dos animais é a mesma busca que a nossa, e então começamos a perceber que esse sentimento, essa ânsia pela libertação e ser o que é, acaba por alimentar uma grande malha planetária que sempre nos fará o chamado, a provocação, a nos mostrar o que nos incomoda, a nos incitar para que ocorra o desconforto com o que vivemos, com as nossas próprias vidas e o meio onde vivemos.

Esses questionamentos todos são os chamados ao despertar de consciência, que é algo que transcenderá toda a prisão, toda a crueldade que fazemos conosco mesmos a nos impedirmos de mudar, de transcender, de deixar atrás velhos hábitos e costumes. Quando transcendemos a personalidade e o que nos une a ela, seremos realmente livres. E a questão da carne será apenas o observar a vida como ela é, sem julgamento, e sabendo que dentro desse elo, desse sistema, cada um tem a sua missão, a sua função, a manter o equilíbrio e a despertar a consciência de tantos.

Ela ainda fará parte da vida de tantos, que estão nesse processo de libertação. A carne está para nos causar o sentimento de desconforto, daqueles que ao mesmo tempo amam, abatem. Esse ato é percebido dentro das relações, dentro da relação consigo mesmo, pois há sempre a busca pelo amor-próprio, pela satisfação e felicidade, mas abatemos todas as possibilidades de manifestação dessa felicidade, nos dando espaço a desfrutar apenas de poucos momentos de alegria dentro de uma rotina de sofrimento que escolhemos a nós. Ainda necessitamos aprender a amar a nós mesmos, para que encerre a repetição de sofrimento interno, e o ato de masoquismo que a humanidade decidiu viver, por escolha própria.

A carne nos provoca, porque nos mostra o processo que ocorre dentro de nós, a transcender a personalidade e a dor, a nos incitar a soltar a nossa mania de nos punirmos e levarmos uma vida de sofrimento, quando podemos simplesmente dar um basta e sermos livres.

10. Transformação Alimentar: Despertando para Novas Possibilidades de Nutrição

Podemos dizer que certas formas de preparo da alimentação transformam a energia. Mas o que é necessário observar é que isso é natural. A energia que é transformada tem seu propósito, assim como a energia que está íntegra, proveniente do alimento ainda conectado à terra.

Desde o momento da colheita do vegetal, quando ocorre a desconexão do seu "cordão umbilical" com a terra, ele passa por uma transformação. Gradativamente, a energia se transforma, e sabemos que o destino dessa transformação é o retorno à terra, quando ele se decompõe para formar adubo para outros alimentos. Ele pode então servir de alimento para outras plantas, para seres que vivem na terra, como as minhocas e os insetos, mas nunca deixa de ser energia.

Como nos alimentamos é uma resposta que deve vir de cada um. Assim como sabemos que a energia de um alimento se transforma, entendemos também que a necessidade do organismo, dos corpos, do sistema corporal de cada ser humano, é única. Então, como poderíamos afirmar que um alimento deve ser ingerido cozido ou cru para cada ser humano?

É fato que a energia primordial da planta, em sua integridade, está contida ali apenas no momento da colheita, e gradualmente vai se transformando em formas diferentes de energia.

Percebam que nada é prejudicial quando ressoa com a carga negativa de energia do organismo naquela mesma vibração, para que seja complementada com o alimento cozido ou não.

Aos alimentos cozidos em água, há uma grande troca energética com o líquido, que também se transforma, passando a apresentar outras propriedades, tornando-se uma nova forma de energia. Assim acontece com os chás, sucos e os caldos, sopas.

O que é importante lembrar é que todas as partes do alimento apresentam formas diferenciadas de energia, e muitas vezes são descartadas.

Sabendo que a energia contida no alimento pode ser absorvida de todas as suas partes, inclusive da casca, da semente, da água onde é cozido, começamos a perceber o quanto descartamos formas de energia que também poderíamos ingerir.

Essas formas de energia que são descartadas podem ser absorvidas pelo organismo, mas também podem ser devolvidas à terra, formando alimento para outras plantas. Todo o ciclo é uma troca energética, e, portanto, nada é perdido; tudo é regenerado e transformado.

A prática que trazemos de gerações, de descartar a água de algum legume que foi cozido, ou mesmo a sua casca e sementes, é apenas algo que pode ser aprimorado de acordo com o que o nosso corpo atrai para si. Mas para isso, necessitamos nos livrar novamente dos padrões repetidos há tanto tempo, das crenças, das formas de preparo que aprendemos que são certas e erradas.

Enquanto não nos libertarmos dos padrões, não poderemos trazer novas formas de nos alimentar, não daremos voz ao novo que está intrínseco em nós, mas que é impedido de se manifestar porque insistimos em repetir aquilo que vimos, que aprendemos de nossos pais, de nossas antigas gerações.

Estamos aqui para trazer o novo. A energia trazida dos alimentos promove o complemento para cada sistema corporal e, portanto, deve ser sentido a nível de alma, deixar que seja atraído em ressonância e então recebido como uma ideia completamente nova a ser decodificada pela mente para nos trazer novas formas de se alimentar.

O alimento cozido contém energia de forma transformada, que não é a mesma do alimento in natura, mas sim contém uma nova forma de energia para completar o que é necessário ao nosso sistema. Mas precisamos nos atentar que cozinhamos os alimentos porque aprendemos que deve ser feito dessa forma, e não porque é essa energia transformada que o nosso organismo necessita.

Da mesma forma, aprendemos que devemos nos alimentar de certos tipos de alimentos em horários predeterminados, mas isso não é verdade. Por que não podemos nos alimentar do que comeríamos no jantar, no café da manhã? E vice-versa? Por que repetimos esse padrão? O nosso corpo e a nossa mente já foram condicionados a viver dessa forma. Mas muitas vezes, apenas uma fruta seria necessária para complementar a energia do nosso corpo no horário do almoço. E poderíamos nos alimentar de um belo banquete ao acordar. Dessa forma, estamos repetindo padrões, crenças, formas de viver em uma sociedade que teve a mente condicionada a um padrão, a uma regra. Isso é certo, isso é errado. E, portanto, o primeiro passo é quebrar essas crenças e padrões. Permitindo ser diferente, fazer diferente, experimentar o novo.

Ao nos abrirmos a novas possibilidades, também estamos trabalhando para a transformação planetária, mudando a forma como todos ditam as regras e seguem padrões. É aquele que decidiu seguir a sua própria caminhada e descoberta de si mesmo, da sua própria identidade, sem se permitir ser programado ou condicionado com o que foi predeterminado para ele.

Refletimos em nós mesmos o que nos faz repetir esses padrões. O que nos faz seguir essa grande massa? Questionemos a nós mesmos quando observarmos que estamos novamente repetindo um padrão, e busquemos encontrar a nossa forma de viver. A nossa forma de se alimentar e de preparar os alimentos de acordo com a nossa intuição, com o que o nosso corpo pede naquele momento.

Libertemo-nos da crença de certo e errado, e então poderemos trazer uma forma mais livre de viver a vida, mais saudável e leve, mais unida com o Eu Sou.

11. A Dança da Energia: Libertando-se do Ciclo de Perdas e Recompensas da Matéria

De tantas paixões e momentos são feitas uma vida? Sabemos o quão profundo é o tempo de uma vida? O quão longo e arrebatador?

Uma vida não se resume ao que os olhos podem ver, mas sim a uma longa caminhada de aprendizados e erros, para então trazer a sabedoria nascida da humildade e da caridade, do amor despertado no coração a dissolver e transcender todos os resquícios do que faz com que o espírito se identifique com a carne, com a matéria.

A vida é breve, se olhada ao nível da matéria, e nessa caminhada se apresentam diversas formas de apego, de oportunidades para que aquele ser se identifique com essa brevidade. Mas sabemos que é apenas algo breve e que logo passará.

O que carregamos além dessas fronteiras da matéria? Energia transformada em sabedoria, que transcende qualquer experiência material. E essa energia é o que fará nascer o ser iluminado, é o alimento de todo o sistema da vida eterna, que sustenta todos os corpos em equilíbrio e paz.

O apego à matéria, às paixões, portanto, nos distancia de obter a mais pura energia que alimentará o nosso sistema. Nos envolvemos em um ciclo que apenas nos mostra matéria em suas manifestações de satisfação, recompensas e sofrimento. Mas não percebemos que é apenas um ciclo, repetitivo. Hora estamos sendo recompensados, hora estamos em sofrimento e busca de nova recompensa.

A energia que é obtida das formas mais puras a sustentar o equilíbrio do sistema não é proveniente dessas manifestações de matéria e não é obtida por aquele que ainda está inserido no ciclo.

Esse ciclo turva a visão do buscador pela sua libertação e paz, ele permite que sejam absorvidas apenas pequenas doses de energia, e então esse processo de absorver e perder energia se torna mais um ciclo. Não se trata de receber e doar energia de forma saudável e sustentar um ciclo de trocas energéticas benéficas e a sustentar o equilíbrio, mas sim de receber e perder.

Isso faz com que o nosso sistema de corpos sutis e físicos, assim como todos os corpos pertencentes a todas as formas de vida manifestadas no planeta permaneçam em desequilíbrio. E a menos que despertemos para essa realidade, continuaremos a alimentar esse ciclo de receber e perder energia, que acaba por desequilibrar todo um sistema de vida do planeta.

Perdemos energia através do nosso desequilíbrio emocional, através da nossa busca incessante por recompensa dentro do nível da matéria, a sustentar a nossa recompensa assim que recebida, e tudo isso nos faz perder energia. Mas a energia perdida nesse processo não é direcionada para sustentar a vida, a manter um ciclo saudável de luz e evolução para todos os seres, e sim acabamos por perder energia a queimar, a destruir, de forma escura.

Transformamos a energia de luz que vibra em nós em algo denso, escuro, e que apenas perde a sua força. Não é direcionado a algo perene e vivo, e sim é direcionado a algo criado pela mente, pela prisão mental que vivemos. E dessa forma dissolvemos a energia em nada, a fazemos perder a força, e encerramos o ciclo de dar e receber dessa manifestação de luz.

A energia, quando direcionada a algo benéfico, sem atrelar o sentimento de busca por um retorno material, se torna leve e continua a crescer e se multiplicar em cada passagem. Quando direcionamos a nossa energia, os nossos esforços a algo que fazemos com amor, sem que façamos isso apenas visando a recompensa, fazemos com que essa energia se expanda, brilhe, se multiplique, e continue viva e fluindo.

O fluxo natural da energia fará com que nos tornemos infinitos, canais por onde a energia flui no processo de entrada e saída. Quando passa por nós, a transformamos de forma a torná-la ainda mais poderosa e damos mais força para que seja direcionada a algo benéfico.

Por exemplo, quando nos alimentamos, recebemos a energia do alimento e manipulamos essa energia dentro de nós, do momento da passagem dela por nós, e a direcionamos a algo. Esse direcionamento pode ser desde a nossa atividade diária de trabalho, de onde ganhamos o nosso sustento, ou algum sentimento, como ódio ou amor, criamos o sentimento de gratidão ou reclamação, revolta, e portanto, da mesma forma que podemos ser apenas canais por onde essa energia passa e é transformada em algo maior e mais brilhante, podemos também apagar essa luz.

Recebemos um alimento no nosso organismo, um fruto, e esse fruto nos doa a sua energia. Nós então vamos até a horta e plantamos várias sementes. Dessas sementes germinarão mais frutos. A fruta solitária, madura, retirada da árvore, não seria capaz de criar uma horta e plantar todas as suas sementes de forma perfeita. Mas nós somos. Portanto dessa forma transformamos a energia contida naquele fruto, e multiplicamos a criar mais energia.

Essa é a forma mais clara que podemos compreender como podemos absorver a energia dos alimentos. A energia pode ser benéfica, ou podemos apagá-la e dissolvê-la em criações mentais do ego.

Quando recebemos o fruto no nosso organismo, e então temos a energia do nosso corpo reabastecida, podemos direcionar a energia a algo bom ou ruim. Podemos, assim que comemos o fruto, falar mal de uma pessoa, direcionar sentimentos de ódio a ela, reclamar do nosso trabalho e da nossa casa, reclamar da nossa vida. Podemos também reclamar do fruto, reclamar do alimento que recebemos. Podemos utilizar dessa energia reabastecida e do bem-estar que estamos sentindo, para nos fortalecer a brigar com as pessoas, a criar discussões, e então essa energia terá servido a nos tornar mais fortes, mas utilizamos essa força para algo que nos coloca novamente no nível de baixa energia, e não tivemos a oportunidade de multiplicar essa luz recebida e direcioná-la a algo que a manteria acesa e fluindo no bem.

Quando nos utilizamos do alimento, dos recursos energéticos que recebemos, para nos fortalecer a nos manter no ciclo vicioso de busca e perda de recompensas da matéria, estamos também a utilizar a energia de forma a apagá-la, a impedir o seu fluxo natural. Interrompemos o fluxo da energia. E dessa forma vamos gradativamente trabalhando para destruir as nossas vidas e o planeta onde vivemos.

Tudo se trata de doar e receber, permitindo o fluir das energias a serem multiplicadas em algo que vem do coração, a algo feito com amor.

Quando recebemos a energia a nos reabastecer, e em seguida vamos ao nosso trabalho realizar atividades onde buscamos apenas a recompensa material, sem a verdadeira busca através do coração, estamos interrompendo o fluxo da energia recebida, e vamos alimentando o ciclo de perdas e recompensas da matéria.

Esse ciclo faz com que as sementes sejam plantadas não a multiplicar a vida, mas sim a recompensar em números na conta bancária. Esse ciclo faz com que trabalhemos nas alterações genéticas dos alimentos não a trazer mais vida e mais nutrientes e energia a todo o sistema, mas sim a recompensar em números na conta bancária novamente. E assim continua o ciclo de perdas e recompensas da matéria. Onde são feitas alterações significativas no planeta apenas a gerar mais lucros, e que apenas criam recompensas breves aos que trabalham dessa forma, mas que inevitavelmente logo trarão perdas grandes e quase irreparáveis, que demorarão muito tempo a trazer mais energia para aquele local. Dessa forma, hora é o momento da recompensa, mas hora será da perda, de tudo aquilo que não é feito através do coração.

A busca pela recompensa sempre trará perda, pois são os opostos. Assim como a energia de um alimento em específico quando em baixa, atrai a mesma energia em alta, e os polos negativo e positivo se atraem a se completar e trazer o reequilíbrio, assim também se dá no sistema de recompensas e perdas da matéria. Então haverá sempre a certeza de que onde existe a busca por recompensa, logo haverá a perda, e o ciclo será infinito.

Não se trata de buscar a melhor fonte de energia, mas sim de trabalhar para manter a energia sempre mais intensa e viva. Olhemos através dos véus desse ciclo, que temos repetido há tanto tempo, e busquemos o despertar do amor, a libertação desse sistema de perdas e recompensas, e substituamos por dar e receber, pelo fluir natural da vida, da energia que movimenta o planeta e traz a liberdade, paz e completude. Busquemos através dos menores gestos, atitudes impensadas na mente, inovadoras, transformadoras, a modificar esses padrões. Façamos diferente!

12. Alimentando a Consciência: Reflexões sobre Carne, Amor e Aceitação

O "precisar" de algo ou o deixar de fazer algo é, por si só, algo arrebatador da consciência. Tudo o que é trazido como uma busca nos tira da busca. O "precisar" de algo é um condicionamento da mente a se manifestar, e que impede a consciência de ser ativa em nossas vidas.

Deixar de comer carne é algo que acontecerá naturalmente a todo aquele que segue a caminhada da sutilização de seus corpos. Alguns alimentos já não são mais necessários a certos organismos, mas isso ainda não é compreendido pela medicina e a ciência, que padronizam a todos em um molde único, em um modelo de alimentação ideal.

O ato de carregar a cobrança de parar de comer carne, e o fato de saber que o afastamento em relação a esse alimento virá de forma natural na medida que a alma ascensiona, acaba trazendo certos pensamentos preconceituosos e é o que cria essa necessidade, o precisar.

A carne é parte de nós, como somos parte da carne. E assim ela vive em nós, ela é ativa, está o tempo todo a se transformar, a sofrer modificações, na medida que limpamos as nossas restrições. Dentre as restrições que trazemos estão as crenças. Daquele que acredita que se alimentar de carne é algo inaceitável para o caminho da ascensão. Mas essa crença carregada se torna o obstáculo à sua libertação.

Toda transformação que ocorre no corpo, deve ser recebida e acolhida de forma gradativa, e compreender que as mudanças de hábitos e comportamentos são apenas uma consequência da nova vibração, mas que devem vir de forma leve, a transformar o ser sem necessidade de sofrimento, sem brutalidade, castigo ou punição.

O ato de impedir a si mesmo de levar por mais algum tempo certos comportamentos e formas de se alimentar, impedindo bruscamente o que chega como necessidade do corpo, é um ato de brutalidade contra si mesmo, contra o corpo que, sutilizando gradativamente, está o tempo todo a se transformar em uma nova forma de energia, e, portanto, atrairá novas energias. Mas tudo ocorre de forma natural e leve.

Despertamos o olhar amoroso diante da vida, deixamos de carregar o sentimento de culpa que nos impede de ser o que a nossa essência irradia, e com isso, nos libertamos de antigos comportamentos e alimentos que impediam a nossa caminhada, deixando-nos a vibrar em nível mais denso por muito e muito tempo.

Quando o sentimento despertado no coração é o de total desprendimento de julgamento ou de crenças, a si mesmo ou a outros que se alimentam de carne ou não. Quando esse sentimento se esvai dissolvido no amor, começa a sutilizar a nossa própria carne, que então deixa de sofrer com o nosso próprio julgamento.

O espelho de nós mesmos são as nossas emoções. O julgamento e as crenças que carregamos, são as nossas próprias raízes a serem purificadas. Então aquele que se revolta, que julga e que culpa os costumes de outros na forma de viver, de se alimentar, ou mesmo de amar, é doente de alma. Carrega as dores e o sofrimento que vê refletido diante de si e que condena. Mas não é capaz de identificar essa doença dentro de si mesmo.

Essa doença, é a mais grave e difícil de ser dissolvida, pois é alimentada pelo ego. Pois então aquele que desperta para o amor, começa a caminhada para a cura. Aquele que condena, e não é capaz de ver diante de si o seu espelho, ainda não perdoou a si mesmo pelos próprios atos, e trata a si com a mesma brutalidade no olhar com que vê o que se apresenta diante de seus olhos.

Quando o sentimento despertado no coração ao ver um sacrifício animal é de ira, de revolta, esse é apenas o reflexo da nossa ira, da nossa violência interior. O sentimento de revolta para com aqueles que cometem os atos de crueldade diante de nossos olhos, é apenas a revolta que carregamos dentro de nós mesmos, e que necessita ser exposta, ser aceita e compreendida, para então iniciarmos o processo de cura.

Aqueles, portanto, que não se alimentam de carne porque se revoltam diante de atos de crueldade contra os animais no momento do abate, ou mesmo na forma com que vivem nos criadouros, carregam as dores que veem diante de si dentro de seu próprio coração. Enganam-se ao pensar que se identificam com a vítima, com o animal que morre, mas sim, se identificam com aquele que mata, com aquele que comete a violência. Pois afinal é esse matador que é colocado diante de si e que causa desconforto, que causa repulsa e ódio.

Esse sentimento quando identificado, deve ser observado dentro de si. É quando o olhar deve se voltar para dentro e os olhos se fecharem para as distrações mundanas, para as razões e justificativas da mente. Todo sentimento desperto dentro de si de não aceitação do que é visto, é o que não aceitamos ver dentro de nós. Isso é uma regra geral. Assim funcionam os nossos sentimentos.

Mas muitas vezes não aceitamos esse olhar interior, e passamos uma vida toda levantando a bandeira do vegetarianismo apenas porque encontramos um movimento que nos afirma mais ainda que estamos na nossa razão. Em nenhum momento passamos de observador externo para interno, e procuramos descobrir a raiz doente dentro de nós mesmos, que nos impede de irradiar amor ao que vemos, irradiando ódio e revolta.

A paz, quando alcançada dentro do ser, fará com que naturalmente se afaste da alimentação carnívora, mas antes disso terá de vir a aceitação e o amor pela vida. E quando dizemos vida, dizemos também daqueles que se apresentam como os matadores, os cruéis personagens que viera a cumprir os papéis daqueles que cometem as crueldades que necessitávamos observar com os nossos olhos para então estarmos obrigatoriamente olhando ao que nos impede de amar.

Afinal, não é da natureza humana impedir o irradiar do amor por qualquer que seja o ser. Mesmo que esteja apenas incorporado em um papel de crueldade, esse personagem é uma máscara vestida para nos trazer o aprendizado, e a oportunidade de olharmos para aquilo que negamos.

Dessa forma, o impulso inicial é de ira, e posteriormente de fuga, de afastamento de tudo o que pode despertar esse sentimento, pois ainda não sabemos lidar com ele. Paramos de nos alimentar de carne porque não aceitamos irradiar amor a todo esse sistema, e condenamos em nós mesmos essa atitude, a de levar uma vida carnívora.

O que digo não é que se alimentar de carne é certo ou errado, mas sim que é apenas todo um enredo criado pela mente, capaz de nos manter presos nesse dilema, nessa briga e busca por respostas e nos afastar da nossa verdadeira busca, a nossa purificação e cura das restrições de nossa alma. Essas são apenas distrações do ego, que alimenta a malha planetária de sofrimento a repetir e repetir diversas vezes a nós que algo é certo ou errado, que pode ou não pode, que precisamos ou não precisamos fazer algo. Mas que na verdade são apenas ilusões, distrações da matéria, alimentadas por nossos medos. O medo de olhar para dentro de nós mesmos.

O medo de olhar a realidade que vive em nós, nos afasta do desprendimento da busca. Estamos sempre a buscar por respostas, a criar novas perguntas, a julgar, a condenar, a criar regras, buscar explicações de tudo o que ocorre diante de nós. Quando na verdade o caminho seria apenas o de soltar, o de deixar ir, de libertar todo esse processo mental que nos mantém tão ocupados.

O fato de trazermos o questionamento a respeito da alimentação carnívora, é apenas uma jogada da mente a levantar mais um dilema que não pode ser respondido da forma que foi questionado, mas que deve ser descoberto por cada um, dentro da sua capacidade e possibilidade de aceitação de si mesmo, e das informações que são colocadas diante de si.

A vida é um livro aberto, uma maravilhosa enciclopédia de conhecimento, que a todo tempo nos mostra as oportunidades de cura e de elevação. Mas nós buscamos apenas a elevação, nos recusamos a olhar para as oportunidades de cura, fechamos os olhos a ela e pulamos um salto grande em direção a elevação. E então a vida novamente volta a repetir as experiências, a nos mostrar a oportunidade de cura que foi pulada, mas que é necessária para que a elevação seja alcançada.

Essa elevação virá de forma gradativa, e nunca quando buscada. Pois quando buscada está apenas a significar que é uma nova tentativa de pular alguma cura que se apresenta. E, portanto, a busca é inútil, pois ela nos afasta do objetivo final.

O buscador pergunta se precisa deixar de comer carne para se elevar. Mas a verdadeira pergunta deveria ser: Devo deixar de me alimentar para viver?

Afinal de contas, quando a palavra carne é trazida, há o julgamento, e seria necessário compreender a profundidade do porquê traz exatamente esse alimento. Afinal de contas é necessário se alimentar para viver? Sim, é necessário se alimentar de energia, daquela energia que o seu corpo recebe de forma mais leve e equilibrada, respeitando o seu momento, o aqui e agora, liberto de julgamentos e imposições. Amando a si mesmo, a tudo e a todos. Assim você se alimenta de energia, seja da forma que ela se apresentar, mas apenas aceitando que é simplesmente uma forma de energia.

Não precisamos deixar de comer nada para viver, precisamos abandonar o pensamento de que precisamos de algo. Mas sem imposição. Afinal de contas até o ato de precisar abandonar o pensamento já é uma brutalidade contra si mesmo. Então permita apenas que o ato de precisar seja dissolvido no amor.

13. Nutrindo o Corpo e a Alma: Equilíbrio entre Alimentação e Consciência

O centro de equilíbrio do corpo é a conexão e alinhamento com o Eu Sou. Ao trazer uma vida recheada de elementos naturais e permitir-se ser envolvido por eles, alimenta-se essa conexão. O Eu Sou é nada mais do que tudo o que é vida e emana energia; é a conexão com o todo.

Os alimentos processados permitem que o corpo sacie a necessidade por energia para viver, mas da mesma forma não trazem a reposição energética para a alma, alimentando a conexão com o Eu Sou.

É sabido que muitos processos na produção de alimentos, por mais que trabalhem no objetivo de manter as propriedades íntegras daquele alimento no momento do seu preparo, não alcançam a total integridade de sua energia. Sendo assim, aquele pedaço de vida, que um dia brilhou e reluziu em luz, após passar pelos processos de industrialização e ser embalado, já não brilha e reluz mais, permanecendo apenas um pequeno foco de energia, trazendo um complemento energético parcial ou muito reduzido a todo o sistema de corpos sutis.

Perde-se a sutilização daquela vida, mas preserva-se a densidade. Torna-se um alimento mais denso, que ainda está carregado de energia, mas tal energia alimentará apenas a densidade da matéria, o corpo físico, deixando de promover o elo de ligação com o Eu Sou e a conexão com todo o sistema de corpos sutis em equilíbrio.

Ao alimentar-se desses alimentos, trabalha-se intensamente para carregar de energia para a manutenção da vida e sustentar a sobrevivência do corpo físico apenas, deixando de alimentar a conexão com o Eu Sou. Na medida em que se alimenta mais e mais com esses tipos de alimentos, direcionados apenas para restabelecer a energia do físico, distancia-se ainda mais do alinhamento e conexão com os corpos sutis, tornando mais difícil o restabelecimento dessa conexão.

Tudo deve ser levado com equilíbrio. Todos os alimentos, quando íntegros em suas propriedades, promoverão o restabelecimento da energia do corpo físico e dos corpos sutis, promovendo o equilíbrio entre todos os corpos e de todo o sistema que sustenta o corpo, alinhando e restabelecendo a conexão com o Eu Sou.

Quando nos alimentamos apenas de produtos industrializados e processados, deixamos de ingerir tal energia restabelecedora do equilíbrio de todo o sistema por completo, e então necessitamos reequilibrar essa falta de outras formas. Para isso, podemos trabalhar a absorção da energia direcionada ao equilíbrio do sistema, através de práticas terapêuticas, florais, meditação, banhos de cachoeira, passeios na mata, mergulho no mar e todas as formas de contato com o que é vida, em sua essência.

Todas as formas de absorção energética para o sistema corporal, que de fato restabelecem essa conexão de todos os corpos e nos aproximam do Eu Sou, são suficientes para nutrir também o corpo físico e trazer a energia necessária para todo o sistema. Portanto, ao nos alimentarmos de produtos processados que não promovem esse equilíbrio completo, acabamos criando a necessidade de também buscar restabelecer a energia do sistema todo por outros meios, ou até mesmo por uma nova refeição de alimentos em seu estado mais natural, para promover o reequilíbrio do sistema, prevenção de doenças e restabelecimento completo de todos os corpos.

Ao criar a necessidade de nos alimentar novamente de fontes mais naturais e manter a alimentação dos produtos processados, estamos trazendo mais energia ao nosso corpo. Sendo que uma delas trabalhará apenas para alimentar o físico, e a outra trabalhará para alimentar tanto o físico quanto os corpos sutis e todo o sistema. Dessa forma, estamos nos alimentando em demasia, o que também promove desequilíbrio do sistema, pois o corpo físico acaba sobrecarregado de energia, sendo que essa nem sempre é benéfica ao seu sistema completo.

Assim, há o acúmulo de substâncias no corpo ou mesmo das conhecidas calorias, toxinas, que acabam por desequilibrar todo o sistema. A ingestão é feita em demasia, e por isso nem tudo é eliminado pelo sistema corporal. O sistema já não é capaz de promover a eliminação de todos os resíduos que não serão necessários a esse corpo e passa a armazená-los. Promovemos o desequilíbrio a um sistema que é perfeito, mas estamos o deixando doente.

As toxinas que são armazenadas no corpo acabam não sendo eliminadas porque não permitimos que o sistema todo trabalhe em equilíbrio, a eliminar gradativamente algo que não traz benefício ao sistema. Mas para que a eliminação ocorra, o sistema todo deve ser alimentado em equilíbrio, a conexão com os corpos sutis deve ser alimentada e trabalhada, assim como a união com o Eu Sou.

O sistema corporal quando visto de forma ampla promove todas as curas, elimina todos os resíduos do organismo, aqueles que não trarão benefícios à saúde, mas para isso é necessário o equilíbrio. Ao estabelecer esse equilíbrio, perceberá que é trazido, através da intuição, informações para desintoxicar o sistema. Um belo dia não terá vontade de se alimentar, ou beberá muita água, ou procurará por um chá de erva específica, ou permanecerá por um longo período alimentando-se de algo que promoverá essa limpeza, ou que permitirá que o organismo trabalhe na eliminação de forma natural, apenas deixando de ingerir mais toxinas por um período.

Existem diversas formas de alimentar-se de forma equilibrada. Os alimentos processados promovem o desequilíbrio de todo o sistema corporal, mas esse equilíbrio pode ser restabelecido e mantido diariamente quando tudo é trazido ao organismo em doses certas.

Ao alimentar-se de algo processado e ingerir em pequena quantidade esse alimento, também se torna necessário ingerir algo natural, em sua forma íntegra, como chás, frutas, verduras e alimentos em sua forma natural, assim como água, para equilibrar essa parcela de desequilíbrio que foi ingerida. Consciente de que, quando ingerido para saciar apenas o corpo físico, como é o caso do alimento processado, promove-se apenas o acúmulo no físico daquela energia, e o fato de também ingerir os alimentos em forma mais natural acaba trazendo mais energia ao sistema, formando um acúmulo. O acúmulo é proveniente da soma geral, daquilo que é ingerido de forma a promover o equilíbrio do sistema e também daquilo que é ingerido de forma a promover apenas o restabelecimento de energia do corpo físico, mas a soma de toda essa ingestão de alimentos torna-se uma carga ao organismo, a processar todo esse alimento dentro desse sistema e eliminá-lo.

Agora fica mais claro compreender por que ocorre o sobrepeso, de onde nasce a obesidade. Tudo é proveniente da falha que ocorre no sistema corporal de eliminar os resíduos. A sobrecarga de alimento devido ao fato de ser ingerido o alimento processado e também o natural, e que acaba por acumular substâncias no organismo, que não é mais capaz de processar, afetando todo o sistema metabólico do corpo.

O sistema corporal não deve ser visto apenas como algo isolado, apenas do físico, composto de órgãos e nada mais. Esse sistema é apenas um pedaço de algo muito maior, conectado inclusive à rede neural, ao corpo emocional e a todos os corpos sutis. O corpo emocional acaba por ser influenciado e influenciador de tudo o que ocorre no sistema corporal, e a forma desequilibrada de se alimentar acaba por afetar negativamente o corpo emocional, manifestando doenças ou desequilíbrios como a depressão.

Dessa forma, cria-se uma relação de conexão entre corpos que desgastará e tornará todo o sistema ainda mais doente. Ao trazer um corpo emocional afetado pelo desequilíbrio, ele também alimentará a mente com esse desequilíbrio, que acentuará ainda mais a prática de alimentar-se de forma destrutiva e a trazer a obesidade.

O corpo não se trata apenas de algo que deve ser nutrido, como é visto hoje por muitos médicos, que trabalham para restabelecer a saúde alimentar olhando apenas para esse pequeno espectro da existência do nosso sistema. Deve ser observado todo o sistema e trabalhado no foco do desequilíbrio, que é o combustível que alimenta todo o caos interno causador de doenças e desequilíbrio no corpo. Esse combustível é o alimento processado consumido em demasia, sem o equilíbrio com os demais alimentos restabelecedores da energia do sistema todo.

Chega o momento em que será necessário optar por uma estrada. Sabendo com clareza e sentindo em nossos corpos o que ocorre ao nos ingerirmos de certos tipos de alimentos, nos deparamos com a verdade. Essa verdade não pode ser negada, pois foi descoberta e sentida por nós. Assim começamos a observar que o que nos mantém em uma relação doentia e presos em um sistema de alimentação a nos adoecer são apenas crenças, padrões que continuamos a repetir, vícios da mente. Todo esse sistema de desequilíbrio é alimentado pela mente, pelo que acreditamos ser e ter, pelo que achamos ser necessário, mas trazido apenas pela mente.

A conexão com o Eu Sou, o alinhamento de todos os corpos sutis, trará cada vez mais clareza e confiança em nossa intuição, e gradativamente perceberemos o que nos faz bem e o que nos faz mal. Mudaremos nossa forma de nos alimentar e então a saúde do corpo todo vai sendo restabelecida, gradativamente, na medida em que vem a compreensão e aceitação do novo, a aceitação da verdade que é trazida a nós através da nossa própria consciência. Não se trata de julgamento, ou de cobrança, ou de dietas forçadas, mas sim da verdade colocada diante de nós, a qual não poderemos mais negar, pois nasceu do nosso coração.

14. Equilíbrio Alimentar: O Poder das Energias Yin e Yang

Liberte-se, primeiramente, do sentimento inferior que aprisiona e acelera as emoções. As emoções ligadas às experiências materiais aceleram as ações. Em um estado de depressão, você pode sentir vontade de comer um balde de chocolate ou até mesmo permanecer em jejum, sintonizando-se com o vitimismo.

Traga ao seu coração o motivo pelo qual deseja se alimentar. Busque suas emoções. Você está em pleno equilíbrio consigo mesmo, capaz de sentir de fato o que chega através da intuição? Ou está buscando apenas saciar uma sensação física do corpo?

As emoções controlam sua vida? E ditam as regras de sua alimentação?

Enquanto não aprendemos a controlar as emoções, não seremos capazes de saber o que nos fará mal, ou mesmo qual é o alimento que precisamos naquele momento.

Muitas vezes, nos deixamos levar pelo instinto animal, despertado em nós uma sensação de desconforto físico, dor, que relacionamos com o ato de nos alimentar. E então buscamos um alimento que sacie e alivie essa sensação. Sabemos que permanecer por muito tempo envolvidos em situações onde apenas estamos doando energia baixa nossa vibração e nos faz desesperadamente buscar energia para repor em nosso sistema.

Mas ao passarmos do ponto em que a baixa de energia se torna algo a causar desconforto físico, já não somos capazes de conectar com a informação que chega através da intuição, e sim apenas com a sensação física, com a dor, com a fome e fraqueza.

Podemos observar situações nas quais passamos horas além do usual sem nos alimentarmos, e então nos envolvemos em atividades onde doamos nossa energia. Dessa forma, doando energia e não a repondo, começamos a sentir os sintomas físicos, como a dor da fome, dores de cabeça e no aparelho gastrointestinal. Dessa forma, buscamos de forma desesperada suprir essa baixa energética com qualquer tipo de alimento que se apresente, nos deixamos levar pelo instinto que apenas busca saciar o corpo. Nos desconectamos da consciência e deixamos de ouvi-la ao buscarmos algo para nos alimentar.

Sabemos que quando estamos há muitas horas sem nos alimentar, e em baixa energética, e então o primeiro alimento que ingerimos for algo "pesado", isso causará consequências no organismo. Aparentemente, trará a sensação de saciedade, mas essa sensação é apenas um recurso da mente, que sabe que um alimento foi ingerido e então para de enviar informações ao corpo de dor e fome. Mas então a consequência chega em breve, quando o alimento entra em contato com o aparelho gastrointestinal, que está frágil e em baixa-energética.

A sensação no estômago passa a ser de desconforto, e o corpo passa a querer expulsar esse alimento. Então aquele indivíduo que passa muitas horas sem se alimentar e apenas perde energia sem a repor deve sentir as necessidades do corpo em equilíbrio e desconectar-se do chamado da mente que clama por alimento de forma desesperada, pois o corpo nesse momento está desconectado da mente, a mente passa a não ser mais o canal decodificador da mensagem da consciência, e passa apenas a gritar desesperadamente por um alimento, de forma descontrolada e desequilibrada, completamente conectada à necessidade da matéria.

Dessa forma, é compreensível que quando estamos adoecidos ou fracos, nos alimentemos de sucos ou caldos, de alimentos leves, que são aceitos pelo organismo sem causar um choque. O tratamento brusco com o próprio aparelho corpóreo que habitamos é a falta de amor, é a conexão com a matéria e não com a consciência, é apenas a busca pelo saciar da mente, sem ouvir o chamado sutil do coração, é a falta da conexão com o sagrado feminino.

O sentimento de amor, que nutrimos pelo nosso corpo, está ligado à energia suprema do yin, que é a manifestação do lado feminino da energia de Deus, mas que está muito além dessa simples explicação. A força movimentadora de energia, que promove a ação, é a yang, energia masculina, que faz com que você, ao sentir a baixa energética que desperta a fome, vá em busca de alimento de forma desesperada, e tome atitude para resolver a situação.

Yang é a energia do movimento, da ação, da atitude, que faz com que desperte em você o ato de resolver o problema, é a energia movimentadora da vida, e da conclusão. Portanto, quando o organismo está em baixa energética e você busca repor essa energia de forma imediata, está acionando a energia yang, que lhe dará o impulso para resolver o seu problema.

Mas o foco apenas em um lado dessa energia faz com que tome atitudes desequilibradas, a resolver apenas uma parte do problema, e às vezes criar outros problemas, pelo fato de não ter olhado para o lado yin da situação, por não ter acionado a energia complementar feminina nessa experiência, e que pode trazer uma solução rápida, mas provisória, e que pode acarretar futuras consequências.

Ao acionar a energia Yin e Yang em todas as situações na nossa vida, antes de agir, ao tomar decisões, estamos trabalhando sempre para o equilíbrio do sistema. Pois estamos também em equilíbrio. Se acionássemos apenas a energia yin na situação exposta em relação à alimentação, estaríamos a amar o nosso corpo, a cuidar e acolhê-lo, a olhar com amor, a buscar o alimento que seria mais perfeito para cuidar com amor de todo o sistema, mas não teríamos a força movimentadora para ir em busca desse alimento, para tomar a atitude e resolver a situação.

Dessa forma, ambas as energias necessitam estar em equilíbrio. Lembrando que a primeira energia que será despertada ao sentirmos fome, ou ao estarmos em uma situação de extrema baixa energética, é a energia yang, pois conectamos imediatamente ao instinto animal, ao chamado do corpo físico para saciar essa necessidade física. Se nos deixarmos levar pelas ações geradas desta conexão, sem buscarmos o equilíbrio antes de agir, estaremos a trazer desequilíbrio ao sistema. Pois a energia yin nos faria conectar com o sistema todo, e despertar a consciência para o aviso de que tal alimento seria muito agressivo ao nosso organismo fragilizado, e que precisamos olhar com mais calma e mais amor para a situação antes de agir.

Esse sentimento amoroso da energia yin é o complemento da ação. É o que faz com que busquemos um alimento leve ao invés de um alimento pesado, quando o nosso organismo não seria capaz de processar algo muito pesado em uma situação de baixa-energética extrema.

A energia yin fará com que sejamos capazes de trazer através da intuição alguma receita de ervas, chás, plantas, e todos os recursos que necessitamos para repor gradativamente a energia, sem brutalidade, trazendo o despertar do amor, o acalentar amoroso perante o nosso corpo.

A energia yang é necessária para que ocorra a ação, e as ervas, chás e plantas leves não permaneçam apenas na ideia, e a nível de consciência, mas que se transformem em ação. A energia yang fará com que encontremos força, ainda que fragilizados em falta energética, mas ainda assim sejamos fortes a buscar o alimento.

A energia que nos faz levantar todas as manhãs no despertar é yang, e a que faz com que levantemos de forma leve e calma, lembrando que podemos ficar tontos a levantar de forma rápida, é yin.

Assim também funciona todo o sistema de alimentação. Saberemos o que nos faz bem e o que nos faz mal, quando olharmos primeiramente à necessidade do nosso corpo, e desconectarmos por um momento da necessidade de suprir o físico. É quando passamos a equilibrar e permitir que as informações cheguem gradativamente à consciência, nos afastando da energia da dor, do sofrimento, e buscando compreensão e aceitação, calma e equilíbrio para lidar com as situações.

Isso faz com que possamos abrir o olhar da consciência para o que nos faz bem ou mal. Pois deixamos de agir por impulso ou por instinto, e passamos a agir em prol da mensagem da consciência, e do amor por todo o nosso sistema de corpos. Trabalhamos para a manutenção do equilíbrio do todo, e não apenas para satisfazer uma necessidade do corpo.

Dessa forma nunca nos alimentaremos de algo que nos faz mal, sempre seremos guiados com amor àquilo que dará o toque suave necessário a repor a energia que precisamos, gradativamente e com cuidado. Como uma mãe amorosa cuida de seus filhos. Aprendemos a cuidar de nós mesmos, quando trabalhamos essas duas energias de forma equilibrada e as deixamos agir para a manutenção da nossa energia sempre juntas.

O trabalho isolado de cada uma delas não nos traria o reequilíbrio, mas sim uma falsa sensação de equilíbrio e reposição energética, que acaba por satisfazer a necessidade da mente, mas acaba por trazer mais desequilíbrio a todo o sistema, nos colocando em contato com alimentos que nos farão mal.

Portanto, o silenciar da mente, a calma e a paz interior diante das sensações de baixa energética, é o primeiro passo para que sejamos guiados através das energias yin e yang àquilo que fará a reposição da energia de todo o sistema de forma equilibrada e que nos faz bem.

15. Tornando-se Além da Gula: Libertação e Amor pela Vida

Ao contrário do que se pensa, a gula é um estado mental que diz "Eu posso". Desafiando a fraqueza e a fragilidade, é ceder às regras e formas corretas de se alimentar. É um ato de rebeldia e busca por independência emocional.

Assim como todos os estados de dependência, para que se consiga desvincular, a princípio, trabalha-se a vinculação a algo mais leve, que permanecerá como algo provisório, auxiliando na completa liberação.

Em busca da independência emocional, alguns passam a depender dos alimentos, tornam-se escravos e diante deles não são capazes de controlar suas emoções, tornam-se fragilizados. Após um período de luta e busca, chega o momento em que são recebidos nos braços amorosos e acolhedores da comida, onde deixam todo o seu medo. Pois nisso eles podem, está no controle de cada um, e então é a válvula de escape para uma vida onde não conseguem se impor e se desvincular emocionalmente de situações que os prendem, que não permitem que sejam eles mesmos.

Esse estado emocional de vinculação pela vida é apresentado em relações amorosas ou de trabalho, ou mesmo em uma rotina de vida que não é satisfatória para nós. Olhamos nossa vida sob um patamar externo e vemos apenas um personagem que cumpre ordens, regras, determinações para sobreviver. Enfim, o momento da comida se torna libertador, prazeroso, pois é livre de regras, podemos nos alimentar do que quisermos, e vemos nesse ato de se alimentar um momento de relaxamento.

Afinal, alimentar-se não deveria ser o único momento de relaxamento e prazer na vida, mas sim parte integrante dela, um todo completo. Para viver de forma equilibrada, devemos buscar esse estado de prazer em todas as nossas atividades. E é aí que surge a gula. Para algumas pessoas, alimentar-se torna-se a única forma de sentir prazer pela vida, essa alegria tão almejada. Transformam todos os momentos em atos de se alimentar, usando o alimento como válvula de escape para fazer parte de cada instante diário. E, por fim, acabam tornando-se dependentes disso, o que se torna um vício, uma droga, fazendo-os acreditar que estão felizes, quando na verdade é uma ilusão.

Então, surgem as dietas milagrosas, que nos fazem abandonar o prazer de comer em troca da simples supressão das necessidades energéticas do corpo físico, levando-nos à depressão. Desesperadamente passamos fome, choramos, liberamos toda a emoção guardada e projetada no alimento. Nada mais parece satisfatório. Sentimo-nos estressados e impacientes em todas as áreas de nossas vidas, nada mais nos traz felicidade. A verdade é que o que nos fazia felizes era o alimento, ele mascarava a experiência que não queríamos viver.

Éramos infelizes em nossas rotinas, e o alimento nos fazia esquecer disso, como uma droga. Então, como trabalhar o desapego do alimento, como lidar com a gula, para evitar cairmos em profunda depressão e desgosto pela vida? Sabemos que, enquanto sementes frágeis de luz, ainda não somos capazes de nos desvincular totalmente de todas as formas de dependência emocional. Substituímos relacionamentos, trabalhos, casas, carros e até mesmo vícios. E, portanto, vamos subindo degrau por degrau, escalando uma escada de iluminação e limpeza daquilo que nos prende à matéria.

Essa escada se tornará mais iluminada à medida que vamos soltando todos esses apegos. No entanto, para alcançar o próximo degrau, é necessário nos libertarmos de um apego enquanto adotamos outro mais leve. Assim, encontramos forças dentro de nós mesmos para um dia nos libertarmos de tudo que nos prende à matéria.

Enfim, simplesmente abandonar a gula, deixar de comer nos momentos de infelicidade, não trará felicidade, mas sim nos afundará em um estado profundo de depressão, podendo até gerar pensamentos suicidas. Por isso, esse processo muitas vezes é acompanhado por antidepressivos prescritos por médicos, para evitar graves consequências.

Entretanto, acabamos nos tornando dependentes desses medicamentos, substituindo um vício pelo outro. No entanto, a verdadeira causa da compulsão e da dependência reside em nossas próprias vidas, e ainda precisamos enfrentá-las. Nem médicos nem terapeutas podem substituir nossa vida por outra, pois o que nos torna infelizes não é especificamente o trabalho, a rotina ou a família, mas qualquer forma desses elementos que experimentamos despertará o mesmo sentimento.

O que precisamos resgatar é o amor pela vida, apreciando-a em sua forma natural, sem a necessidade de modificações ou ajustes. Quando conseguimos enxergar a perfeição da vida, passamos a desfrutá-la plenamente. Esse é o objetivo da cura, e é o que experimentaremos ao nos libertarmos dos vícios.

Para avançarmos gradualmente em direção a uma vida plenamente feliz no presente, devemos nos desapegar passo a passo.

Sabemos que muitas vezes buscamos na comida uma válvula de escape para lidar com a infelicidade. Portanto, é importante observarmos nossas ações. Em que momentos sentimos a compulsão de comer para equilibrar ou alegrar nosso dia?

Escolhamos um momento específico, um aspecto. Por exemplo, se todos os dias, após o trabalho, sentimos vontade de beber uma cerveja ou comer um doce, questionemos o sentimento que nos leva a buscar esses alimentos. Esse sentimento é equilibrado? Estamos verdadeiramente felizes? Ou é apenas uma fuga de algo que preferimos não enfrentar? Uma forma de lidar com uma rotina da qual não nos desligamos, apesar de não nos trazer felicidade?

Se, após qualquer experiência cotidiana, sentimos o impulso de nos alimentar para confortar nossos corações, para trazer um pouco de felicidade ao momento, percebamos que, nesse instante, o alimento se torna mais do que apenas comida. Ele se torna nosso terapeuta, nosso vício. Alimentamo-nos para satisfazer a necessidade do corpo, não para acalmar nossas emoções.

Tudo o que fazemos para acalentar nossas emoções é um suporte que mantém a máscara que colocamos em nós mesmos, obscurecendo nossa visão da vida como ela é. Depositamos nessas ações a expectativa de encontrar um pouco de felicidade e satisfação, acabando por nos alimentar de forma excessiva apenas para sustentar essa máscara.

Portanto, devemos trabalhar gradualmente para remover essa máscara, por partes. Para evitar que o processo cause dor e leve à depressão, devemos começar substituindo esse momento de prazer por outras atividades. A alegria que costumávamos encontrar ao comer um doce após um dia estressante de trabalho, ou depois de uma discussão com o parceiro, podemos substituir por algo mais leve, que não prejudique nosso corpo. Podemos começar a praticar uma atividade física, dar um passeio no parque, ler um livro, meditar, orar, ou frequentar um local tranquilo que nos traga paz, como um templo de nossa escolha. Lá, podemos simplesmente viver uma experiência que nos faça feliz, substituindo o momento de compulsão. No entanto, sabemos que essa substituição é temporária, pois nosso objetivo é nos desapegarmos de todos os recursos que nos impedem de encarar nossa própria vida e aceitá-la como ela é.

Gradualmente, vamos nos libertando até mesmo das ações que adotamos para substituir a gula. Nesse processo, nos fortalecemos e alcançamos mais um degrau em nossa jornada.

Dessa forma, realizamos nossa própria cura com amor, olhando para nosso corpo e nossas emoções com carinho e compreensão. Concedemos o tempo necessário para nos adaptarmos e nos ajustarmos a uma nova forma de viver, que à primeira vista pode parecer impossível de alcançar, mas é viável para aqueles que trabalham para incorporar o amor em suas ações. Amor por si mesmos, sem se cobrar além do que são capazes.

Vamos ajustando nossa rotina e nossa vida até que tudo se encontre em perfeito equilíbrio. Dessa maneira, nos libertamos da gula e acolhemos nossa vida com amor.

16. Tornando-se Consciente: O Papel da Mente na Prática da Atividade Física

Ao praticar atividade física, não estamos apenas movimentando o corpo, mas também exercitando a mente. O exercício mental é fundamental nessa prática, pois é ele que impulsiona e sustenta a atividade, motivando-nos a continuar.

Uma atividade física dissociada da mente não teria propósito, pois sabemos que uma pessoa em estado de meditação, conectada à consciência e com a mente silenciada, não se beneficia da atividade física, já que esta não afeta o corpo quando a mente não está ativa.

O comando enviado pelo coração, que pulsa em batimentos acelerados durante a prática de atividade física, é algo que acalma a mente. Ao receber a mensagem de que tudo está bem e o corpo está funcionando perfeitamente, a mente relaxa. Portanto, a atividade física serve como um consolo para a mente, mantendo-a estável, porém não inativa.

Ao nos concentrarmos naquilo que estamos fazendo, fornecemos à mente algo para se ocupar, o que a leva a se estabilizar. O benefício da atividade física para todo o sistema reside justamente na estabilidade da mente, que permite ao corpo mover-se livremente e nos conectar com a consciência.

Sabemos que o pensamento acelerado e disperso nos faz perder energia. Podemos comprovar isso com um simples exercício. Ao praticar sua atividade física habitual, tente manter a mente livre de pensamentos e focada apenas no exercício que está realizando. Você notará como o exercício se torna mais fácil, mais leve. Por outro lado, quando praticamos a mesma atividade com a mente divagando, pensando em situações alheias ao momento presente, desperdiçamos energia e nos cansamos mais, pois a mente está desconectada do corpo.

Enquanto a mente vagueia, o corpo continua a trabalhar, resultando em uma perda desnecessária de energia.

O foco mental durante a prática de atividade física é crucial para colher os benefícios do exercício. Quando a mente está dispersa durante o treino, perdemos completamente os benefícios, correndo o risco de cansaço, lesões e perda de energia.

Quando praticamos exercícios com a mente estável e concentrada, permitimos que a energia flua de maneira equilibrada. O corpo se torna um canal para a entrada e saída de energia, promovendo a geração, recebimento e regeneração dela. Nesse contexto, o exercício se torna verdadeiramente benéfico.

No entanto, quando nos exercitamos em ambientes ou praticando atividades que não nos agradam, é mais difícil conectar-se ao momento presente. Isso leva a uma prática que desperdiça energia e é mais prejudicial do que não fazer nada ou substituir por uma simples meditação em um ambiente confortável.

Como seres multidimensionais, temos a capacidade de projetar nossa mente para diferentes lugares ao mesmo tempo. Por exemplo, mesmo estando no parque, se nossa mente está no trabalho, direcionaremos nossa energia para lá. Isso significa que podemos nos exercitar em um ambiente agradável, mas ainda assim desperdiçar energia se não estivermos concentrados e presentes no momento.

Ao praticarmos uma atividade física, podemos atuar como transformadores de energia, criando e regenerando-a, ou podemos nos tornar dissipadores de energia quando nossa mente não está focada no presente, na atividade em si.

O foco durante a atividade física é o primeiro passo para evitar a dispersão da mente, permitindo que ela relaxe e se mantenha estável, mesmo enquanto trabalha. No entanto, o objetivo final é alcançar o completo silenciamento da mente, e é aqui que a meditação entra como uma ferramenta complementar ao exercício físico.

O verdadeiro benefício do exercício físico reside na capacidade de transformar e regenerar a energia dentro de nós mesmos, mesmo que ela permaneça sempre conosco. Não se trata de ganhar ou perder energia, mas sim de promover uma renovação energética interna, uma transformação que ocorre em nosso ser.

É importante lembrar que essa renovação energética pode ser alcançada de diversas maneiras, não apenas através da prática esportiva. Podemos trabalhar essa renovação quando temos controle sobre nossas emoções e nossa mente, sem a necessidade de nos movermos fisicamente, mas sim interiormente.

Em estado de meditação, somos capazes de movimentar as energias e podemos praticar a meditação consciente durante todas as atividades diárias, como o trabalho, cozinhar e se alimentar. Esse estado meditativo nos possibilita renovar constantemente nossa energia, tornando desnecessário reservar um tempo específico para praticar exercícios.

A rotina típica do ser humano envolve ir ao trabalho, doar energia e depois repô-la com alimentos ou atividades leves. Isso acontece porque muitos de nós ainda não dominamos o controle sobre nossas emoções e mente, não praticamos todas as experiências em estado meditativo para promover a renovação energética contínua.

Quando alcançamos esse estado, todas as nossas atividades, seja trabalho ou lazer, têm o mesmo impacto energético. Estamos em paz e equilíbrio, promovendo a renovação energética constante em nossos corpos. No entanto, para isso, precisamos nos desvincular das emoções, dos padrões de pensamento antigos, da autopunição e de todos os comportamentos compulsivos. Em suma, é necessário trabalhar o desapego da mente para silenciá-la e permitir que vivamos integralmente com nossa consciência.

Embora a atividade física seja benéfica para alguns, os exercícios condicionam a mente a se concentrar em uma única atividade, o que é positivo. Eles ajudam a doutrinar a mente para que, um dia, ela possa sair de cena, silenciar e se estabilizar, não mais dominando nossas vidas, mas permitindo a conexão com a consciência.

17. Despertando para a Liberdade: Rompendo os Padrões e Seguindo a Consciência

Quando aprendemos a sentir nosso próprio corpo e aceitamos o completo estado de desconexão com a matéria, compreendendo-nos apenas como vazio, estamos prontos para receber a mensagem suprema, aquela que chega como um chamado.

Não existem regras, não há necessidade de nos apegarmos a padrões ou formas pré-determinadas de viver, tampouco de executar atividades físicas. O que existe é a necessidade de romper crenças, esvaziar-se para então permitir ser preenchido pelo novo, pela forma especial de ser que é perfeita para cada um.

Sem o esvaziamento, é impossível compreender a quantidade adequada de exercícios para o corpo, ou mesmo se há necessidade de algum exercício. Existem pessoas que se comprometem com uma prática, com uma rotina, e desenvolvem padrões mentais que as impulsionam a realizar determinada atividade em uma certa frequência e padrão de repetição. No entanto, esses são meros construtos mentais mantendo uma linearidade de ações, todos pré-determinados pela mente. Às vezes, podemos acreditar que ao nos prepararmos para praticar uma atividade física recorrente semanalmente, estamos nos libertando. Mas, na verdade, estamos apenas repetindo um condicionamento que criamos para nós mesmos.

Todas as formas de trabalhar a regeneração energética do corpo conhecidas atualmente são baseadas em padrões pré-determinados. Até mesmo atividades corriqueiras como os horários e frequência para trabalhar, dormir ou comer. Seguimos os padrões que nós mesmos criamos e nos movemos como uma grande onda, seguindo a multidão.

Esses padrões nos impedem de realizar atividades puramente intuitivas. Eles nos mantêm centrados, com o foco direcionado apenas para uma forma de realizar as coisas. Eles nos restringem a liberdade, mantendo-nos no controle e seguindo o fluxo da maioria.

Nós não apenas aceitamos esses padrões, mas também somos responsáveis pela sua manutenção e criação. Não somos vítimas de algo que nos é imposto, pois contribuímos para a existência desses padrões. No entanto, muitas vezes não somos capazes de compreender que, com base nas experiências que vivemos e no aprendizado específico de cada jornada nesta vida, existem diferentes formas de movimentação.

Quando dirigimos, temos um destino em mente. No entanto, não sabemos se a rota que escolhemos é a melhor ou se devemos realmente chegar ao nosso destino. Estamos simplesmente seguindo padrões pré-estabelecidos, utilizando estradas familiares que projetamos em nossas mentes e que consideramos as melhores opções. Antes de iniciarmos essa viagem, fazemos um planejamento meticuloso, mas uma vez que assumimos o controle do volante, seguimos para onde nossa mente planejou.

E se, pelo menos uma vez, deixássemos a consciência nos guiar? Muitas vezes escolhemos um caminho baseados no que já conhecemos e consideramos melhor, com base em todas as possibilidades que nossa mente pode projetar. Mas e se simplesmente deixássemos a consciência nos conduzir? Será que seguiríamos em direção ao destino que a mente preparou para nós?

Quando saímos todas as manhãs para o trabalho, e decidimos deixar a consciência nos guiar, será que ela nos levaria ao mesmo destino de sempre? Onde está ressoando nossa consciência naquele momento? O que seria melhor para nós naquele momento?

Muitas vezes continuamos em direção a um objetivo final, mesmo sabendo que não desejamos alcançá-lo. Ignoramos os chamados da nossa própria consciência. Se acordamos indispostos, ainda assim, com o auxílio de medicamentos, mantemos nossa rotina. Se temos uma viagem planejada, mas algo inesperado acontece, ou se simplesmente não sentimos vontade de viajar, e nossa consciência nos chama para outro caminho, ainda assim negamos esse chamado e seguimos em direção ao destino que nossa mente nos projetou.

Assim acontece com a frequência das atividades físicas. Realmente, há a necessidade de seguir uma frequência? Vivemos em um modelo organizacional de horários e compromissos que nos mantém presos a um padrão, a uma repetição de formas. Nos comprometemos a estar em algum lugar praticando atividade física um certo número de dias por semana, ou mesmo em um horário específico.

O que sustenta esse padrão é a mente. Se 10 alunos se matriculam em uma aula de yoga, por exemplo, todas as manhãs às 8:00, então todos criam um pensamento coletivo compartilhado entre eles de que devem estar naquele local, naquela hora e com aquela frequência de dias da semana. Isso acaba por limitá-los e impedir a manifestação da consciência. Eles assumem um compromisso não consigo mesmos, mas com um padrão mental que eles mesmos criaram e se esforçam para manter.

Quando ocorre o despertar, eles percebem que não deveriam mais estar ali, mas ainda, acostumados a viver de maneira padronizada, buscam outra oportunidade para se prender a algum outro grupo ou padrão. Assumem outros compromissos. Onde está a liberdade e o espaço para que a consciência possa se manifestar?

Onde está a luz interior brilhando e mostrando o caminho como uma lanterna a guiar? Todos buscam o chamado da luz interior, mas todos impedem-na de se manifestar porque trabalham arduamente para criar padrões mentais que impedem sua atuação. A luz quer brilhar, e até brilha, mas é impedida de mostrar o caminho, a estrada da melhor alternativa para aquele momento específico, que por vezes pode não ser o que a mente planejou, pois a consciência trabalha de forma livre e desprendida da matéria, de compromissos criados pela mente e que seguem padrões.

A frequência é o que poda a consciência. A mente cria padrões que a impedem de seguir o chamado da consciência, de sentir de forma sutil o próprio corpo, e de se deixar levar para aquilo que vibra de forma mais perfeita na sintonia daquele momento. Tudo o que fazemos na vida, todas as atividades, devem ser recebidas como oportunidades de sermos amorosos, de manifestarmos nossa luz. Quando somos contrariados em nossa essência, ou mesmo condicionados e iludidos, somos impedidos de sermos livres.

A quantidade de exercício para cada um é aquilo que o coração mostra, é aquilo que podemos sentir, que somos chamados e atraídos magneticamente, como um ímã. Somos levados levemente ao que devemos realizar, em todos os momentos. E apenas o aprendizado aqui é confiar, confiar nesse chamado, nessa atração magnética que nos puxa para aquilo que devemos realizar naquele momento.

Quando nos libertamos dos padrões, dos traumas, dos medos e dos vínculos que criamos mentalmente e que nos fazem repetir ações baseadas na grande matriz planetária e nos nossos registros emocionais negativos do akashico, estaremos prontos para nos deixar levar pela consciência em todos os nossos atos. Por isso, a busca pelo perdão, pela gratidão, pelo amor e pelo desprendimento de tudo aquilo que nos restringe, é essencial para que possamos levar uma vida com liberdade, permitindo que a consciência direcione nossa jornada.

Vamos, aos poucos, nos desvinculando das programações, dos padrões, dos traumas que nos impedem de confiar na consciência, e nos impedem de ouvir a voz da consciência, pois ofuscam esse chamado, mostrando diante de nós apenas aquilo que parece mais confortável para aquele que sempre seguiu o mesmo padrão de repetição.

Gradativamente, à medida que nos libertamos e nos desvinculamos dos condicionamentos mentais, damos mais voz à consciência e construímos uma relação de confiança com essa voz que clama por atenção dentro de nós, e que muitas vezes não aceitamos ouvir.

Que esse chamado fale mais alto que todos os nossos medos, inseguranças e traumas. Que sejamos livres!

18. Despertar para a Liberdade: Seguindo a Verdade do Coração

Apenas fazendo o que queremos, as pessoas têm a liberdade de viver sua própria experiência. É somente quando fazemos o que queremos, indo contra tudo e todos, contra as regras, as imposições da sociedade, as limitações e as obrigações - os horários, os padrões - que podemos realmente nos libertar. Devemos fazer absolutamente o que queremos, sem julgamentos se é certo ou errado, seja autojulgamento ou julgamento dos outros, mesmo se o julgamento vier de nós mesmos, porque acreditamos que o que queríamos fazer era errado. Somente quando nos libertarmos do julgamento e fizermos o que queremos, podemos seguir nosso propósito, nosso verdadeiro aprendizado.

Estamos todos em uma jornada de aprendizado, e muitas vezes nos desviamos desse objetivo porque simplesmente não fazemos o que queremos. Devemos ser livres e nos libertar para seguir o que sentimos que devemos fazer, apenas o que queremos. Somente então poderemos experimentar a dor do erro, do erro através da caminhada de sofrimento. Pois somente assim, ao ser aceito e percorrido, pode nos trazer a sabedoria como deveria ser.

Por anos, e às vezes por toda uma vida, permanecemos afastados das experiências que viemos experimentar, por medo, por julgamento, porque julgamos que algumas de nossas atitudes, algumas de nossas vontades, não são aceitáveis pela sociedade, por nós mesmos, por tudo o que vemos na televisão, ou pelo que recebemos de nossos pais. Aceitamos apenas o que é aceito pelos outros, pelas regras, pela etiqueta social.

Então, libertemo-nos e vamos fazer apenas o que desejamos. Somente vivendo a vida dessa maneira, podemos de fato evoluir e iniciar nossa jornada, aquela que viemos viver como objetivo final de nossa existência. Seremos sempre guiados para nosso propósito, para o objetivo de nossa encarnação, apenas quando vivermos aquilo que verdadeiramente desejamos, sem julgamento, sem condenação.

Temos medo de errar, de cometer atos inaceitáveis, de enfrentar a falta e a perda, mas é por isso que nos afastamos das experiências que viemos experimentar. Afastamo-nos e, portanto, perdemos muitas vezes vidas e vidas nessa mesma busca. Então, fechemos esse ciclo de repetições, medo, julgamento e angústia, e vamos nos libertar. Vamos fazer apenas o que desejamos e nos lançar na experiência da vida, ver o que acontece. Se houver quedas, se houver sofrimento, então esse sofrimento é o que nos trará sabedoria e conhecimento suficientes para nos libertarmos da repetição do sofrimento em nossa vida.

Às vezes, é necessário nos libertarmos, seguirmos o caminho que julgamos ser errado, para que possamos trazer o aprendizado que nos trará a felicidade plena num futuro próximo.

A atividade que é boa para você, para mim, para nós, é simplesmente aquela que ressoa com o nosso coração, aquela que expressa a nossa verdade, que reflete as nossas vontades.

Ao observar cuidadosamente essa experiência de entender o que é bom para você, reflita sobre por que muitas vezes você vai ao trabalho de terno e gravata quando o dia está tão quente e agradável para estar com roupas leves e frescas. Será que você realmente é obrigado a seguir o que a etiqueta social lhe impõe? A etiqueta social está observando você, controlando seus passos? Ela se manifesta através dos olhares, pensamentos e comentários daqueles que ainda são influenciados por essa forma de pensamento. No entanto, você ainda se submete a esse controle?

Se o seu médico recomenda uma atividade física específica da qual você não gosta, ainda assim você a fará? Se o seu cônjuge pratica uma atividade física, você precisa necessariamente se ajustar à vontade dele(a) para seguir o padrão, para agradar, para estar em sintonia com essa pessoa?

Lembre-se de que nesta jornada, você busca autonomia em relação aos seus próprios sentimentos, buscando controlá-los, e assim a vida se torna bela, leve e divertida quando você deixa de ser moldado e guiado pelas emoções, mas está conectado à sua consciência apenas para observá-las, entender como elas se processam e direcioná-las para o vazio à medida que apresentam falhas e fraquezas.

Então, o que você come deve ser ditado pelas suas emoções? E a escolha de praticar ou não uma atividade física, ou mesmo a preferência por uma atividade específica, deve também ser ditada pelas suas emoções? Afinal, quem está no comando da sua vida? É você ou suas emoções?

O aprendizado de se auto-observar, sem medo e sem julgamento, apenas observando de um ponto de vista externo o que acontece consigo mesmo, como as vontades são despertadas em sua mente e em seguida o direcionam para uma ação, permitirá que você comece a distinguir o impulso do instinto animal, a manifestação de suas emoções e o que é verdadeiramente recebido a nível de consciência, da alma, desprendido de padrões e regras.

Tudo o que você considera como certo ou errado é simplesmente uma manifestação do ego. Todas as regras que você acredita existir, ou que "devem ser seguidas", são apenas a mente criando padrões ou os repetindo como um hábito vicioso. Estamos viciados nesses padrões, pois eles influenciam todas as nossas ações, exceto aqueles que se libertaram através do despertar da consciência.

A escolha da atividade física que é adequada para mim ou para você surge do coração. Hoje pode ser benéfico meditar, amanhã pode ser revigorante jogar uma partida de futebol, e ontem pode ter sido gratificante correr em uma pista de corrida em um parque. Afinal, por que deveria haver apenas uma atividade física para cada pessoa? Ou algumas atividades físicas específicas? O importante é agir seguindo o coração, e não o medo ou os condicionamentos mentais.

Há sim aqueles que não praticarão absolutamente nenhum exercício físico, nem mesmo meditação, pois estão em um estado de desânimo e depressão diante da vida. Isso é válido! Esse desânimo e depressão são um chamado para despertar! É o desconforto diante dessa vida repleta de regras e imposições, e naturalmente, haverá desânimo em fazer qualquer coisa, seja comer, dormir, correr ou trabalhar, dependendo de cada indivíduo. Mas haverá sim o momento de desânimo, de depressão, quando se pensa em desistir da vida, dessa experiência, para então recomeçar em uma nova oportunidade. Ou mesmo aqueles que não compreendem o ciclo reencarnacional, buscam o suicídio como uma fuga dessa prisão mental e dos condicionamentos que toda uma sociedade vive.

Esse indivíduo desperta para o que é verdadeiro, e a verdade, à primeira vista, é avassaladora, pois revela que nada do que acreditávamos era real, nada preenche o coração com luz, nada trará plenitude e felicidade, pois são apenas ações isoladas que sustentam um padrão em massa de repetição de atos. Esse despertar é avassalador, pois destrói todas as crenças e esperanças. As crenças e esperanças foram todas criadas pela mente com base no que se pensava ser a verdade da vida, mas que era uma ilusão.

Esse despertar acaba trazendo a sensação de que tudo está perdido, que não se encaixa em nada, que não faz parte de nada, pois na realidade não somos parte de nada do que acreditávamos ser. Não somos parte de um grupo de meditação, de um time de futebol ou mesmo de uma turma de escola. Não somos parte de criações mentais que seguem padrões. Tudo o que era verdadeiro para nós deixa de ser, e nos sentimos perdidos, deslocados nesse mundo de experiências.

Enfim, essa é a fase em que o indivíduo não sente vontade de praticar nenhum exercício, nem mesmo sair de casa ou retornar para lá. É como se estivesse renascendo, mas já na fase adulta, sem saber mais nada sobre a vida. Tudo o que antes acreditava deixa de ser verdade, e é necessário iniciar um novo processo de construção de informações sobre tudo. Este é o estado de completo esvaziamento.

A busca é por se encaixar em algo, por se sentir parte de algo. Nesse estado, algumas pessoas acabam permitindo que a opinião dos outros dite o que devem fazer, as atividades que devem realizar na vida, tudo para se encaixarem novamente em uma sociedade padronizada. No entanto, esse indivíduo já não encontra brilho nos olhos diante dessas novas experiências. A depressão continua presente.

Esse sentimento é amenizado apenas quando se aceita que o velho se foi, quando se abandona a tentativa de preencher-se novamente com mais um pouco do velho para se sentir parte de algo. Então, a partir dessa renúncia, permite-se que o novo tome espaço, que se comece a despertar para a própria verdade, que se escute a consciência que sempre sussurrou, mostrando o caminho, indicando o que é bom para nós, para cada um, mas que nunca aceitamos ouvir.

Esse silenciamento, a partir do esvaziamento completo, revelará o que gostamos de fazer. Começamos a conhecer um novo indivíduo: nós mesmos! Somos apresentados gradualmente a esse ser que sempre fez parte de nós, mas que estava mascarado pelas impressões de uma sociedade que o impediam de se manifestar. Começamos a sentir, a nos ouvir, e então o exercício passa a ser fazer apenas o que gostamos de fazer, o que a nossa consciência direciona, as atividades que estão em sintonia com a nossa verdade no momento presente.

Começamos a descobrir tudo o que é bom para nós, desde uma atividade até um trabalho ou um relacionamento. Tudo começa a se abrir e a brilhar diante de nossos olhos, e iniciamos uma nova fase em nossas vidas, em direção ao nosso propósito.

19. Caminhos para a Plenitude: Aceitação e Consciência no Cotidiano

A plenitude é o estado natural da alma, livre de todas as amarras que a restringem. Para alcançá-la, é necessário trabalhar o desapego emocional e as reações do ego. Essas reações podem se manifestar de várias maneiras e nem sempre estão diretamente ligadas ao ego, mas é fato que ele influencia todas as emoções.

Apenas a atividade física não garantirá a plenitude, mas é um exercício de reprogramação mental que nos ajuda a nos acostumarmos a uma nova forma de viver, a uma nova maneira de sentir, e a apreciar um aspecto diferente da vida, onde as emoções não nos impedem de desfrutar o momento presente.

Para experimentar todos os benefícios de uma atividade física, é necessário trabalhar a compreensão e a aceitação de tudo o que acontece em nossa vida. Nas primeiras tentativas, pode ser difícil se entregar completamente ao momento presente, permitindo que a mente seja invadida por pensamentos e preocupações sobre a rotina, como o que faremos após sair da academia, ou mesmo as contas para pagar no final do mês e os assuntos relacionados ao trabalho.

A mente pode ser invadida por pensamentos que, ao surgirem durante o momento de viver o aqui e agora, devem ser simplesmente aceitos, sem serem recusados ou analisados em busca de uma solução para o problema. Eles devem ser aceitos e deixados para lá. Algumas abordagens ensinam os praticantes de meditação a analisar o problema, deixar a mente divagar e mergulhar fundo até chegar à conclusão de que não há benefício em dedicar tanto tempo a esses pensamentos. É importante se acostumar com a ideia de que divagar em pensamentos é uma perda de tempo. No entanto, novos pensamentos surgirão, e assim condicionamos nossa mente a analisar e divagar sobre problemas, quando na verdade, o estado de paz e plenitude é alcançado apenas pela compreensão e aceitação de que o problema está ali e deve ser deixado para trás, sem se vincular ao momento presente.

A busca por explicações é o que leva a mente a se aprofundar em pensamentos, é apenas o ego atuando em seu instinto de defesa. Pode parecer uma atitude inocente buscar solução e explicação para algo, mas esse simples ato mostra que você simplesmente não aceita o fato e procura entendê-lo. Isso indica que ainda está preso na "Matrix 3D" de formas-pensamento, controlando grande parte da humanidade.

Só será possível desfrutar de um exercício para o corpo e alma quando compreender e aceitar tudo como é, aprendendo a observar cada pensamento que surge e simplesmente agradecendo, abençoando e deixando ir. Esse ato, combinado com o exercício físico que requer sua atenção ao momento presente, ajudará a criar uma nova programação em sua mente. Nessa programação, você aprende a se concentrar na atividade que está executando no momento e a aceitar tudo o que vier, com a sabedoria daquele que já abandonou a luta contra a "Matrix".

Entendemos que tudo que desperta nosso instinto de defesa, nossa necessidade de mudança, é uma manifestação do que não queremos aceitar. Isso se aplica a todas as áreas de nossas vidas. Desde um simples aviso do corpo, pedindo descanso por meio de dor ou desconforto, até a atração por um alimento cujo aroma nos seduz, mas que recusamos devido a preconceitos e crenças limitantes associados a ele.

Então nos perguntamos: como podemos viver em plena consciência durante nossas atividades diárias? Mesmo que, durante a prática de atividade física, possamos por alguns momentos nos desligar dessa batalha mental, essa liberação de pensamento é fugaz, e logo um novo fluxo de pensamentos retorna, desafiando-nos a soltá-los e aceitá-los mais uma vez.

Este processo pode se estender infinitamente, já que enquanto vivemos, inúmeras situações surgem, algumas alinhadas com nossas noções de certo ou errado, outras não. Uma miríade de sentimentos pode ser despertada, desde culpa, medo, raiva, ciúme e inveja, até sonhos, avareza e cobiça. Assim, a experiência humana continua, uma interminável jornada que pode ou não se conectar com nosso momento presente.

Independentemente das situações que enfrentamos diariamente, podemos ou não ser afetados emocionalmente, mas o cerne está na aceitação. Desapegar-se do hábito de viver no sofrimento só é possível quando aceitamos. As provações serão numerosas e, a cada passo, mais desafiadoras. Os exercícios físicos, atividades de lazer e até mesmo a meditação complementam esse processo de liberação de padrões comportamentais repetitivos. Eles nos mostram os benefícios de viver plenamente o momento presente, alcançando um estado de consciência plena.

À medida que cultivamos a aceitação de tudo que nos é apresentado em nossas experiências diárias, gradualmente alcançaremos um estado de plenitude de consciência durante os momentos de lazer. Esses momentos se prolongarão cada vez mais, até que toda a nossa vida se torne um estado pleno de consciência ativa.

No entanto, para alcançar esse estado e nos desvincularmos de julgamentos ou opiniões sobre tudo o que nos rodeia, é crucial questionar uma crença arraigada: a ideia de que, ao discordarmos de algo ou nos sentirmos desconfortáveis, estamos sujeitos ao castigo divino. Isso pode ser uma interpretação distorcida de ensinamentos como os de Jesus, que nos exortou a amar a Deus. Nessa nova perspectiva, aprendemos a ser gratos por todas as experiências que a vida nos oferece, pois são, de fato, bênçãos divinas. Mesmo que inconscientemente nos culpemos por nos sentirmos desconfortáveis diante de certas situações, é importante reconhecer que esse desconforto é apenas parte do nosso caminho de crescimento espiritual.

Quando nos deparamos com um alimento que não desperta nossa vontade de comer, muitas vezes acionamos inconscientemente a lembrança de mensagens que nos fazem sentir culpados por não desejá-lo, nos cobrando a gratidão até mesmo pelo que não queremos.

No entanto, tudo isso é resultado de uma compreensão equivocada. O que frequentemente nos escapa é que apenas aquilo que vem de Deus é verdadeiramente uma bênção divina. Por outro lado, aquilo que é gerado pela mente condicionada e controlada pelo ego são meras criações mentais limitadoras, que nos privam da experiência genuína da bênção divina. Essa é a verdade essencial.

Portanto, qualquer forma de julgamento, busca por respostas ou explicações sobre o que nos é apresentado na vida é, na realidade, um exemplo de autoquestionamento. Nossa mente entra em conflito porque ela mesma criou essa necessidade, e agora se recusa a aceitá-la. É como se a mente, em seu padrão coletivo, nos oferecesse a experiência, para depois rejeitá-la e, por fim, buscar justificativas para essa recusa. É uma espécie de guerra interna da mente consigo mesma.

Mas onde está Deus nesse turbilhão de pensamentos? Onde reside a verdadeira bênção divina?

Cada alimento que existe, assim como um simples copo de água, e até nós mesmos, são bênçãos divinas. Tudo, sem exceção, é belo e divino, pois faz parte de um intricado sistema de vida que é, em si mesmo, divino. Contudo, somos nós que atribuímos a informação de que determinado alimento deve ser colocado em nosso prato em um momento específico. Esse alimento pode ser uma resposta a uma necessidade energética do nosso corpo ou até mesmo suprir uma falta emocional. Assim, tudo o que atraímos para nossas vidas, seja para nosso benefício ou não, é uma forma de autorreflexão e crescimento. O Divino está presente em cada aspecto da existência, inclusive no estado de plenitude que podemos alcançar quando nos libertamos desse jogo de interpretações.

Quando eventos inesperados ocorrem em nossas vidas, seja para o bem ou para o mal, frequentemente nos questionamos o motivo. No entanto, tudo acontece de maneira perfeita para nos conduzir ao estado de plenitude. Mesmo que os meios sejam inimagináveis, somos atraídos à união com o Divino através de todas as nossas experiências. O momento em que paramos para questionar e tentar entender o porquê dessas experiências pode fechar o canal de comunicação com o Divino, impedindo-nos de alcançar a plenitude.

A plenitude da consciência está intrinsecamente ligada à aceitação. Sem aceitação, esse estado não pode ser alcançado.

Ao observarmos que, após praticar exercícios físicos por vários dias, meses ou anos, começamos a experimentar um estado de paz e equilíbrio, estamos alcançando um estado de vazio e aceitação. No entanto, mesmo nesse momento, é comum questionarmos a nós mesmos, mesmo que de forma inconsciente. Observamos nosso estado de paz, mas custamos a acreditar que tenhamos chegado a esse ponto. Esse é um reflexo da mente, que ainda está trabalhando na direção oposta à simples libertação do pensamento. Ela está acostumada a viver em padrões, a sentir os momentos de plenitude serem interrompidos por pensamentos e a permanecer sempre inquieta. No entanto, esses são os momentos para simplesmente soltar, para reafirmar que não há necessidade de compreender. Esse é simplesmente o estado natural da vida, que não precisa de explicações sobre o que é verdadeiro, real ou da natureza da alma.

O estado de aceitação da paz é alcançado quando deixamos de lutar contra nossa própria felicidade, quando permitimos ser felizes e prontamente nos entregamos ao estado pleno de consciência. Esse estado pode ser experimentado durante as atividades físicas e é apenas um exercício para nos aproximar e reafirmar que essa plenitude é possível, que faz parte de nossa natureza.

Trabalharemos, então, para estender esse estado para todas as nossas atividades, para nossas vidas. Não haverá necessidade de reservar um momento específico para essa conexão, pois nossa vida se tornará a manifestação da plenitude em todos os momentos. Tudo isso parte da compreensão de que plenitude é igual a aceitação.

20. Tornando-se Inteiro: Despertando a Conexão com a Essência do Ser

Para inovar, evite tentar se conformar com moldes já estabelecidos, seja no âmbito profissional, pessoal ou em qualquer outra área da sua vida. Sua consciência é infinitamente capaz de trazer possibilidades que sua mente jamais imaginaria. Portanto, para descobrir seu propósito e permitir que o caminho se revele, simplesmente deixe de procurar, abandone a busca por rótulos ou por se encaixar em modelos pré-definidos. Você é livre e tem o poder de criar algo totalmente novo, algo que ainda não existe. Não se aprisione em padrões, pois isso apenas o afasta do estado de plenitude.

Esses padrões são o que o prendem em modelos baseados no que você observa externamente; você sempre tenta se ajustar ao que já está estabelecido, em busca de respostas, e não descansa até se encaixar em um molde conhecido.

Você pode pensar que, ao se encaixar, já sabe qual rumo seguir na vida. E, ao saber disso, pode relaxar, parar de se preocupar em se ajustar a algo, em fazer parte de algo. Mas tudo isso vem da não aceitação de quem você realmente é, e essa falsa sabedoria o distancia da sua verdadeira natureza, da essência do seu ser.

O saber pode ser uma ilusão. Quem disse que toda a sabedoria pode ser encapsulada em uma única palavra? Enquanto insistirmos em confinar a sabedoria dentro de uma palavra, estaremos cegos para as simples manifestações do acaso, da rotina, do errado, do feio, do velho e do novo - tudo o que não se encaixa nesse conceito. Portanto, para verdadeiramente criar, precisamos apenas soltar, desaprender tudo o que fomos ensinados sobre como as coisas devem ser, sobre como a vida deve se desenrolar, sobre certo e errado, sobre sabedoria e ignorância...

As maiores ideias e transformações da humanidade surgiram daqueles que, até então, eram considerados loucos ou ignorantes, mas que estavam conectados a um estado de consciência que os abria para a criatividade, e então eram livres. Eles não se preocupavam em manter uma imagem de sabedoria ou alcançar um certo status; simplesmente eram. E ao serem nada, eram capazes de se conectar com o todo.

Isso parte do entendimento de que nosso corpo, nosso campo energético, é limitado enquanto uma unidade, uma personalidade individual, mas é infinito quando nos permitimos ser apenas o vazio.

O vazio é alcançado por aqueles que experimentaram a busca incessante por ser alguém, por manter uma posição ou seguir uma estrada de crescimento limitada pela mente e pela personalidade. Por fim, percebem que essa jornada não os leva a lugar nenhum; é apenas uma história de muitos anos dando voltas em torno de si mesmos, observando-se e atraindo espelhos ao redor, que são apenas uma visão limitada da experiência da vida.

Esses indivíduos não conseguem enxergar a imensidão e o infinito, pois estão focados apenas em si mesmos, limitados pelo alcance de suas mentes. No entanto, com as experiências da vida, eles começam a compreender que a busca por ser mais, por se expandir na vida material, era apenas uma prisão. Eles se libertam, param de buscar, compreendendo que o estado de mente vazia abre espaço para a expansão da consciência, que é infinita.

A experiência de conexão com o corpo físico nos revela, em primeiro lugar, a necessidade de desconectar de tudo que acreditávamos ser verdade sobre ele. Todas as impressões e informações que mantínhamos sobre nosso próprio corpo, que sustentavam uma percepção padronizada de nós mesmos. Esse comportamento é evidente no simples ato de nos olharmos no espelho e nos rotularmos como gordos ou magros, bonitos ou feios, tudo dentro de um padrão que nós mesmos criamos.

Como podemos compreender e sentir a verdadeira essência de nosso corpo, que dá voz à nossa existência, se carregamos informações que o rotulam com adjetivos bons ou ruins? Não permitimos a livre expressão de nosso corpo porque estamos sobrecarregados com impressões, opiniões e crenças sobre ele, e sobre o que vemos externamente.

Ao nos depararmos com imagens de modelos magros em revistas, automaticamente registramos a informação de que não somos como aquilo, mas não o fazemos com amor e aceitação, e sim com julgamento. Esse tipo de pensamento nos leva a adotar dietas e práticas para moldar nosso corpo de acordo com o que julgamos ser certo ou errado. Afinal, o que nos impulsiona a emagrecer ou alcançar um certo peso é o julgamento que direcionamos a nosso próprio corpo.

Ao seguir uma dieta ou praticar exercícios físicos com esse objetivo, estamos constantemente reforçando a ideia de que nosso corpo não é amado, não é aceito como é, não é como gostaríamos que fosse.

Deixamos de nos desejar, nos amar e nos apreciar. Vivemos em um ciclo constante de comparação. Assim, as imagens de corpos esbeltos que nos incomodam são reflexo de nossa própria mente, que precisa ser confrontada, levada ao extremo da insatisfação consigo mesma, para que finalmente desista de lutar contra nossa verdadeira essência e comece a nos amar.

Para darmos voz ao nosso corpo, à nossa verdade, é essencial abandonarmos o preconceito, o julgamento e a autocrítica em relação a nós mesmos e ao nosso corpo. Podemos simplesmente deixar isso de lado e permitir que ele respire, que seja o que é, sem pressões ou cobranças. Dessa forma, ouvindo-o e permitindo sua manifestação, ele começará a buscar o equilíbrio. O equilíbrio do corpo é sinônimo de saúde e bem-estar, independentemente da imagem refletida no espelho, mas sim do seu funcionamento interno harmonioso.

Nosso corpo precisa ser aceito, amado, para ocupar o espaço que lhe é devido em nosso ser. Afinal, ele é parte de nós, e a conexão verdadeira só ocorrerá quando o aceitarmos plenamente como tal. Nada funciona de forma isolada; nossa mente tem o poder de criar diversas ilusões que nos mantêm aprisionados e sufocam nosso corpo com formas-pensamento negativas que criamos e direcionamos a ele.

A liberdade e a paz com o corpo surgem quando abandonamos o julgamento e permitimos que ele simplesmente faça parte de nós. O estado natural do corpo é integrar-se conosco, com todo o nosso campo vibracional. Ele é uma parte essencial do sistema e anseia por integração.

Ao deixarmos de lado comparações e julgamentos, e aceitarmos o corpo como uma manifestação do nosso campo vibracional, emocional e energético, permitimos que ele assuma o seu lugar de direito. Ao entregarmos todo o controle, compreendemos que não podemos controlar uma parte isolada do sistema, mas sim integrar todos os fragmentos que separadamente compomos. Assim, permitimos que o corpo seja a manifestação genuína dessa integração.

Ao tentarmos moldar o corpo segundo padrões estabelecidos pela mente, o aprisionamos em expectativas e controles. Porém, ao compreendermos a relação intrínseca entre o corpo e o sistema completo que constitui nossa essência, percebemos a futilidade de tentar moldá-lo. Em vez disso, focamos no equilíbrio e na saúde do sistema como um todo, para que o corpo seja apenas um reflexo desse equilíbrio.

A verdadeira beleza do corpo se revela quando estamos em paz conosco mesmos e em harmonia com nossa verdadeira essência. Essa união com o todo se reflete em todos os níveis de nossa existência, manifestando-se no corpo físico como saúde, beleza e paz.

21. Tornando-se Cristalino: Uma Jornada de Elevação Vibracional

À medida que evoluímos em diversos aspectos emocionais e nos libertamos das restrições que nos levam a repetir padrões, e nos tornamos mais refinados energeticamente, nossa vibração muda. Podemos dizer que em um determinado momento éramos mais densos, não apenas em termos de personalidade, mas em todos os aspectos, desde a constituição de nossos corpos até nosso campo vibracional, que ressoava com uma certa densidade.

Se olharmos para toda a jornada de autodescoberta e para a bela arte que executamos ao esculpir nosso Ser Verdadeiro, perceberemos que antes estávamos sintonizados com energias mais densas, praticávamos atividades que hoje não nos ressoam mais, convivíamos com pessoas e ambientes que hoje não mais toleramos.

À primeira vista, toda essa mudança pode parecer que nos tornamos mais sensíveis, mais frágeis, e de certa forma é verdade. Estamos nos tornando mais sutis, nosso corpo já não carrega tanta densidade, e nos tornamos cada vez mais cristalinos.

O ser humano que habitará o planeta na Nova Era terá um corpo cristalino, pois a energia que fluirá no ambiente não será mais compatível com aqueles que carregam densidade; a vibração será mais elevada, e os corpos também vibrarão nessa frequência. Isso é o que alguns chamam de separação do joio e do trigo, na parábola tão conhecida, que significa simplesmente que toda a densidade em nós será gradualmente transmutada, dando espaço a corpos cristalinos.

Quando falamos em corpos cristalinos, pode parecer que teremos corpos com aspecto de cristal, transparentes ou translúcidos. No entanto, não se trata disso de forma literal; significa que teremos corpos transparentes e translúcidos para os olhos densos da matéria atual.

Sabemos que no mesmo espaço onde estamos agora, coexistem várias dimensões, desde as mais densas até as mais sutis. Devido aos nossos corpos densos, programações mentais e restrições do Registro Akáshico, alternamos entre sintonias com essas diversas dimensões. Vivemos, assim, uma verdadeira montanha-russa emocional e comportamental, lutando para manter a estabilidade e a paz, já que estamos constantemente em contato com as energias densas e sutis de outras dimensões.

Quando nos tornamos cristalinos, nos tornamos invisíveis às dimensões mais densas; elas não podem nos ver ou nos prejudicar. Deixamos de viver nessa montanha-russa emocional e nos sintonizamos sempre em nosso nível (cristal) e além, buscando constantemente novas oportunidades de elevação e refinamento.

No entanto, para alcançar esse estágio, passamos por um processo gradual de transformação planetária que afeta toda a humanidade individualmente. Dentro de nossas próprias experiências, podemos experimentar um pouco dessa energia sutil, e são apresentadas oportunidades de cura das restrições que ainda nos prendem à densidade que carregamos.

Podemos observar exemplos disso em pessoas que iniciam qualquer tipo de trabalho espiritual, como se juntar a um grupo espiritual ou praticar meditação, buscando sua própria evolução e refinamento. Inevitavelmente, essas mudanças pessoais refletem em mudanças no comportamento das pessoas ao redor. Os antigos hábitos são deixados para trás, mas as pessoas próximas, acostumadas com a personalidade anterior, podem cobrar o retorno desse antigo eu, que já não existe mais.

Consequentemente, começam a ocorrer transformações na vida dessas pessoas. O primeiro impacto pode ser a separação ou o afastamento de relacionamentos, já que podem perceber que não mais se sintonizam com a energia do parceiro, da família, dos amigos ou do trabalho. À medida que o despertar espiritual se fortalece, os ajustes ocorrem gradualmente, enquanto nos refinamos e nos sintonizamos com frequências mais elevadas.

Tudo se ajusta, e cada indivíduo atrai novas experiências que ressoam com sua energia. Esses ajustes iniciais são apenas o começo de uma jornada mais ampla. À medida que mudamos nossa energia, também mudam nossos hábitos alimentares, nossas escolhas de vestuário e nosso autocuidado, refletindo as mudanças internas que estamos vivenciando.

À medida que nos refinamos energeticamente e removemos as restrições que nos prendiam a estados de dependência material ou ressonâncias ilusórias alimentadas por traumas ou limitações, perdemos o desejo de nos alimentar daquilo que ressoa com a densidade. Reconhecemos nossa sutilização, admitimos a mudança para nós mesmos e simplesmente aceitamos o que nos é apresentado.

Inicialmente, tentamos manter os hábitos alimentares e comportamentais por medo da mudança, sem acreditar que essa transformação tenha realmente ocorrido. O processo é gradual. À medida que nos tornamos mais sutis, ficamos mais sensíveis à densidade. Alguns alimentos pesados, bebidas e cigarros passam a nos fazer mal, pois nossos corpos não ressoam mais com essas energias. À medida que descobrimos isso, eliminamos o que não nos agrada ou não nos faz bem.

Passamos a perceber a poderosa energia de uma simples fruta ao beber um suco recém-preparado, sentindo instantaneamente a elevação energética que ela nos proporciona. Apreciamos o estado de paz e sutilidade, e nossa sensibilidade aumenta, aprendendo a desfrutar das bênçãos dessa experiência.

Entretanto, ainda vivemos em um mundo repleto de restrições e densidades, e inevitavelmente nos deparamos com essas energias em ambientes e pessoas. Sentimos a densidade mais intensamente nos outros e gradualmente aprendemos a nos fortalecer e cuidar de nós mesmos para manter nossa energia elevada e não nos fragilizarmos diante dessas experiências.

Percebemos que precisamos do contato com energias mais sutis para acumular uma reserva energética que nos ajude a enfrentar as experiências mais densas. Assim, ajustamos nosso modo de vida, incorporando práticas como idas diárias ao parque, banhos de ervas, chás ou momentos de conexão com os elementos da natureza, conosco mesmos, para acumular energia suficiente para enfrentar as demandas diárias.

Aprendemos a identificar o que nos mantém em equilíbrio por meio de experiências individuais, pois cada um de nós trabalha com energias de maneira diferente. Aprendermos a nos observar e descobrir o que é bom para nós.

Recusamos convites para "happy hours" após dias carregados de densidade no trabalho, reservando tempo para nós mesmos, para recolhimento e paz. Escolhemos conscientemente o que queremos vivenciar e sabemos que nos fará bem de acordo com nosso estado de sensibilidade.

Assim, alguns alimentos deixam de fazer parte de nossa dieta, selecionando apenas o que nos faz sentir bem. Essa seleção se estende à forma como nos vestimos e cuidamos de nós mesmos, optando por produtos cosméticos produzidos com ingredientes éticos, livres de crueldade animal e impregnados de amor e gratidão.

O contato diário que estabelecemos com formas sutis de energia nos momentos de reposição, seja através do contato com a natureza, banhos de ervas, chás, alimentos frescos, meditação ou práticas espirituais, vai nos nutrindo e preenchendo. Gradualmente, perceberemos que o alimento físico se tornará cada vez mais algo a ser degustado como prazer, sem a necessidade de ingeri-lo para repor a energia corporal.

Ao olhar, tocar e sentir uma fruta, poderemos receber sua energia sem a necessidade de comê-la. Esse é um estado avançado do corpo cristalino, que alcança um novo nível de experiência energética. Assim, a ingestão de alimentos físicos deixa de ser uma necessidade real, tornando-se uma opção para aqueles que alcançaram a maestria sobre as energias ao redor e seu próprio corpo. Esses indivíduos dominam completamente suas emoções, e muitas vezes não as experimentam mais.

Essa condição é alcançada por aqueles que se libertaram completamente de restrições e vibram em um nível energético cristalino, sem mais contato com padrões de sofrimento individuais e coletivos. Para eles, alimentar-se se torna um passatempo agradável em encontros com amigos ou familiares, mas não é mais necessário para a sobrevivência do corpo.

Manter-se nesse estado de paz, equilíbrio e maestria o tempo todo é desafiador, e é por isso que os elementos da natureza estão ao nosso dispor para auxiliar, fornecendo tudo o que precisamos energeticamente. Desde os alimentos até as ervas, cachoeiras, mares, fogo, vento e terra, eles suprem nossas necessidades energéticas de forma suave, sem cobranças e com leveza.

Entendemos que os elementos naturais estão aqui para nós, o que nos conforta e nos permite prosseguir em nossa jornada. Conforme nos tornamos mais sensíveis e trabalhamos para curar nossas restrições e quebrar padrões mentais, sabemos que estamos providos de tudo o que necessitamos através da natureza.

22. Redescobrindo a Verdade: A Jornada para Alimentar a Alma com Energia Pura

Enquanto carregamos em nossas mentes as restrições da matéria e continuamos a repetir padrões de comportamento, nos alimentamos apenas daquilo que desperta nossos instintos. A energia está sempre contida no alimento, mas não a buscamos; buscamos sim as sensações que a matéria nos oferece ao ingeri-la, como o sabor, o aroma, a forma.

Acreditamos que o alimento apetitoso aos olhos trará desequilíbrio ao corpo, mas bem-estar à mente, ao lado emocional. Alimentamo-nos para acalmar nossas emoções, que clamam por atenção, que influenciam nossas ações e comportamentos, nos deixando tristes, felizes, ansiosos, solitários... Todas essas emoções ditam nossas vidas e, consequentemente, ditam o que comeremos.

Desde que nascemos, nos alimentamos de energia; a questão é que deixamos para trás um nível onde sabíamos nos nutrir da energia que não está contida no alimento, mas sim na experiência da vida, e acabamos por esquecer essa alquimia.

Quando éramos bebês, nos alimentávamos de amor, do colo materno, de afeto, da energia do ambiente em que vivíamos, da natureza, do contato com os animais. Observe como uma criança sabe absorver a energia dos ambientes, busca o contato com ela, procura tocar, cheirar, observar, e às vezes leva o objeto de seu interesse à boca para sentir o sabor, pois é atraída por aquela energia.

Intensamente sensível, deixa-se levar pela energia de tudo que se apresenta. Quando recebe um sorriso, reage como um espelho, sorrindo também, porque está sensível e atenta a tudo ao seu redor, desde as manifestações mais sutis de energia. Alimenta-se do sorriso que recebe, sente sua energia e, devido a seu estado de extrema sensibilidade, transborda essa energia para fora de si mesma, retribuindo o sorriso.

Essa é nossa natureza, que vamos perdendo com o passar dos anos e das experiências. Mas nascemos com todos os dons e a capacidade de nos alimentarmos de energia. Quando dizemos que nos alimentamos de energia, não carregamos julgamentos, impressões pré-formatadas em nossas mentes. Vivemos livres para experimentar e sentir.

A mente está vazia de condenações, de escolhas; seguimos apenas pela intuição, atraídos pela energia que se apresenta e que despertará alguma emoção, alegria, satisfação. Estamos atentos em nosso meio, explorando. Veremos exemplos de baixa energia, veremos o sofrimento, a dor e a escuridão, mas também veremos a luz, a energia positiva pulsando em algum canto, um sorriso e palavras belas, uma pequena manifestação de vida, de natureza, um animal. Saberemos direcionar nosso olhar apenas para o que é belo e sentir a luz que nos atrai para estabelecer aquele contato, e esse contato é nosso alimento energético.

Desde o ventre materno, aprendemos como seres multidimensionais a estabelecer conexões com o que nos atrai energeticamente, mesmo sem poder ver com os olhos da matéria o que está ao nosso redor. Sentimos o canto maternal ou as palavras do pai, percebemos os ambientes onde somos inseridos, agindo conforme aquilo a que fomos expostos, direcionando também nossa vontade.

Ainda hoje, estamos imersos nessa mesma experiência, buscando momentos de contato com o que nos atrai e nos faz bem, que carrega energia positiva em nós. No entanto, a materialização de nossa sensibilidade na mente, quando esta busca traduzir o que sentimos em alguma forma já conhecida, muitas vezes nos confunde. A mente ainda não trabalha para a consciência, mas sim para repetir padrões e projetar imagens de experiências anteriores, nem sempre de luz e amor.

Nossa mente armazena informações de experiências boas e ruins. Quando sentimos a necessidade de energia, ela busca em nosso histórico os momentos em que nos sentimos revitalizados e nos mostra uma possível ação. Por exemplo, se em uma ocasião fomos a uma casa de campo e nos sentimos muito bem, conectando-nos com a natureza e absorvendo sua energia pura e benéfica, a mente nos sugere que repetir essa experiência nos trará a mesma sensação.

No entanto, ao pegarmos o carro e dirigirmos até lá, podemos nos deparar com uma indústria que foi construída no mesmo local, não correspondendo à lembrança trazida pela nossa mente. Então, o que fazer? Devemos depender apenas de lembranças passadas para nos sentirmos bem?

A verdade é que a experiência passada foi única e gerou uma emoção que ficou armazenada porque estávamos receptivos. Mas podemos acessar essa mesma sensação em qualquer lugar, sem precisar retornar àquele campo específico.

A busca será incessante enquanto acessarmos as informações e impressões registradas na mente, pois passaremos uma vida toda procurando reviver experiências, repetindo padrões.

Um belo dia, estávamos no parque com a família, reunidos para um picnic. Todos estavam alegres, o sol brilhava e poucas nuvens pontuavam o céu. Levamos nosso cão para brincar no amplo gramado e nos divertimos com uma partida de bola. Apesar do cenário encantador e da felicidade aparente, éramos adolescentes, por volta dos catorze anos, e carregávamos dentro de nós a insatisfação. Havíamos brigado com nosso melhor amigo da escola naquele dia, o que estragou nosso ânimo. Nem mesmo o dia ensolarado e o convívio familiar nos traziam alegria, pois ansiávamos pela reconciliação com nosso amigo. Passamos o dia afastados da experiência familiar, observando todos se divertindo enquanto estávamos imersos em uma bolha de tristeza e preocupação, desejando poder conversar e fazer as pazes com nosso amigo.

Apesar da beleza do parque e das energias positivas presentes, não conseguimos nos conectar a elas devido ao padrão mental de sofrimento em que estávamos inseridos. Portanto, ao recordarmos essa experiência, não desejamos repeti-la, mesmo que estivesse repleta de boas vibrações, pois não fomos capazes de senti-las.

Esse comportamento é recorrente em nossas vidas. Buscamos momentos que recordamos como tendo trazido boas energias, mas na verdade, a energia positiva estava dentro de nós mesmos. Não éramos mais como o bebê, livre de julgamentos e impressões, capaz de viver plenamente o momento presente e aproveitar a energia contida nele, pois nos tornamos prisioneiros da mente.

Vivemos apenas onde nossa mente decide estar. Quando direcionamos nossa mente ao momento presente, podemos observar, sentir e experimentar tudo o que se apresenta. No entanto, ao nos prendermos em recordações, nem sempre acessamos boas energias, deixando de viver o aqui e agora.

Embora nos alimentemos de energia, nem sempre essa energia é benéfica para nós. Repetidamente, fechamos os olhos para a beleza ao nosso redor, focando nas recordações da mente, nos padrões já ultrapassados e nos sentimentos que os acompanham.

Portanto, para iniciar um trabalho eficaz de manipulação das energias, precisamos nos tornar mestres de nós mesmos. Isso é o primeiro passo. Devemos aprender a dominar nossas emoções, observá-las e permitir que se dissolvam para que possamos incorporar o momento presente.

Podemos nos alimentar das energias que desejarmos, basta escolher de qual prato nos servir nesse belo buffet da vida.

23. Viver de Energia: A Jornada para Encontrar e Ser a Sua Verdade Interior

Viver, respirar, caminhar, observar, sorrir... São formas tão belas não apenas de viver de energia, mas de ser energia. Frequentemente esquecemos dessas singelas demonstrações de vida, que contêm energia em tudo o que existe, inclusive em nós mesmos. Nós somos energia.

Portanto, a questão vai além de simplesmente saber como viver de energia, pois já somos energia. Então, como podemos viver de nós mesmos? Aí está o ponto.

Viveremos de energia quando aprendermos a viver de nós mesmos, a ser a nossa essência, a nossa verdade, quando passarmos a nos alimentar de nós, preenchendo nossos dias com nossa verdadeira natureza. Mas para isso, é necessário o desapego da personalidade, pois o indivíduo Eu Sou está encoberto por toda essa capa de medo e demonstrações de comportamentos aprendidos. Essa personalidade foi construída com base nas experiências, mas não é a nossa verdade.

A verdade existe por trás dessa proteção, e para acessarmos essa fonte inesgotável de energia, que nada mais é do que nós mesmos, precisamos iluminar, remover a personalidade que se apresenta gradualmente.

Utilizaremos a luz que irradia do indivíduo como força para romper essa camada externa.

Necessitamos apenas do primeiro passo. Basta uma pequena distração ou insatisfação do Eu Personalidade para entrarmos pela fresta que foi deixada aberta. Essa fresta é aberta devido às insatisfações da vida, aos momentos em que não nos sentimos felizes com o que somos, e então damos lugar para a entrada de algo novo, nunca experimentado, que esteve escondido dentro de nós.

Conforme vamos dando voz à nossa verdade, ela vai ganhando espaço em nossa vida, alargando a fresta e criando novas fendas de forma indireta. O contato com a verdade torna o Eu Personalidade ainda mais insatisfeito com o que é, e por isso ele perde terreno, cedendo espaço para que a luz se manifeste.

Na prática, exemplos podem facilitar a compreensão:

Lembro-me da história daquela mulher que era feliz em seu casamento. Ela gostava de participar de todas as atividades sociais, de festas e eventos, apreciando uma boa dose de bebida, cigarro e músicas agitadas. Seu marido compartilhava dessa mesma sintonia, e juntos faziam muitos planos para o futuro.

Eles exploraram ao máximo as experiências que o mundo material tinha a oferecer, mas à medida que envelheciam, enfrentaram uma encruzilhada: a possibilidade de ter um filho. A decisão de dar esse passo adiante na vida os confrontou com uma oportunidade para que uma fissura se abrisse.

A mulher não tinha considerado como seria criar um filho em um ambiente tão inadequado para uma criança; não queria assumir essa responsabilidade diante de outro ser. E assim, a fenda se abre. Ela começa a observar seu estilo de vida e percebe que precisa mudar se quiser dar esse passo adiante na vida. Percebe a necessidade de transformar completamente sua rotina. Começa a buscar conexão com a espiritualidade e atividades que correspondam ao seu Eu Individual.

Enquanto isso, o marido permanece na mesma rotina. No entanto, a mulher entra em uma nova fase, na qual o chamado para buscar seu Eu Interior se torna mais forte. Ela começa a praticar meditação e yoga, busca tratamento para suas dores nas costas e prioriza o autocuidado. A fenda se alarga à medida que ela se identifica com esse novo estilo de vida.

O Eu Personalidade a convida a retornar ao passado; ela é instigada a participar de festas e eventos, a retomar práticas que eram rotineiras. No entanto, ela não se sente à vontade nesses lugares e com essas pessoas. Começa a questionar todo o universo no qual estava inserida. Assim, a pequena fenda começa a se expandir, ganhando espaço para que a transformação ocorra.

Ela experimenta a energia contida dentro de si mesma e gosta do que vê. Deseja mais disso, pois esse chamado é forte, é luz. O que existia antes, manifestado pelo Eu Personalidade, estava desprovido de luz, então não poderia se sustentar; ele naturalmente cede espaço à luz, que irradia e ilumina.

Essa mulher transforma sua vida e aprende a ser ela mesma. Percebe que o despertar para a gravidez era apenas um chamado para que a mudança ocorresse, para que a fenda fosse criada e a luz pudesse ser acessada.

Ela aprecia tanto o contato com essa luz que nada mais do que desejava enquanto Eu Personalidade faz sentido, nem mesmo a gravidez, o casamento, a roda de amigos, o que ingeria como alimento ou bebida, ou seu estilo de vida antigo.

Assim, ela muda seus hábitos alimentares para se alimentar de luz. Passa a se nutrir da luz interior que irradia cada vez mais intensamente e vive dessa luz. Permite que a luz direcione sua vida e ilumine o caminho das experiências. Confia em ser guiada, pois criou um vínculo tão forte com sua própria energia que a confiança se torna o sustentáculo de suas ações.

Ela aprende que transformar a vida, viver de energia, não se trata apenas de entrar em contato com a energia externa, mas de permitir ser guiada pela energia interna em todos os aspectos da vida. Isso a leva às experiências que contribuirão para a fusão energética perfeita, fortalecendo sua luz interna.

Viver de energia é simplesmente viver a própria verdade, permitindo-se ser guiado pela luz interior, que transforma tudo, deixando para trás apenas aquilo que foi trazido pelo Eu Personalidade.

Por isso, muitas pessoas que entram em contato com a luz e sua verdade interior mudam radicalmente suas vidas. Isso acontece porque antes estavam vivendo uma ilusão, seguindo o roteiro de um personagem fictício que criaram para si mesmas.

Para iniciar essa transformação, basta uma pequena insatisfação na vida, um momento de tristeza e revolta, quando percebemos que o que temos não é mais suficiente. Esse é o ponto de partida para a mudança, onde a luz encontrará espaço se permitirmos.

É importante entender que essa transformação é inevitável, pois faz parte de nossa natureza, essência e verdade. Embora possamos resistir e continuar nos agarrando às ilusões, eventualmente elas serão dissolvidas para dar lugar à luz interior em cada um de nós. Isso é inevitável. Mesmo que optemos por não dar o passo transformador imediatamente, a jornada em direção à nossa verdade continuará. Podemos negar a transformação, mas nossos corpos sentirão o chamado da mudança.

Chegará o momento em que nossas vidas se tornarão insustentáveis, quando será impossível ignorar o chamado. É nesse ponto que vemos casos de depressão, tentativas de suicídio, traumas, crises de ansiedade - todos esses sintomas são, na verdade, um chamado à nossa própria verdade. Não conseguimos mais viver na ilusão, e a energia que pulsa dentro de nós ganha força, forçando a ruptura de todas as camadas externas da personalidade.

A cada momento de vida, essa energia interna se expande. Todas as experiências servem para fortalecê-la, mesmo que de maneira sutil. Ela cresce e se fortalece constantemente, exercendo uma força cada vez maior para criar as fendas. Portanto, se não enfrentarmos nossa verdade na primeira oportunidade, outras surgirão. No entanto, sabemos que, a cada vez que a negamos, ela retorna com ainda mais intensidade, pois está ganhando força. As fendas se multiplicarão.

É por isso que vemos os casos mencionados, nos quais a fenda foi temporariamente encoberta por ilusões que sustentavam o pensamento de adiamento: "Ainda não estou pronto, quero experimentar um pouco mais da ilusão." Essa postergação apenas acumula insatisfações e fendas, fortalecendo a energia interior que continua a crescer e se expandir para além de nós.

Quanto mais nos afundamos em rotinas e vidas ilusórias, mais dolorosa se torna a transformação. Isso ocorre porque nos identificamos cada vez mais com essa ilusão. É como o pintinho que reluta em sair da casca.

Chegará o momento em que ele começará a crescer, e sair da casca se tornará inevitável. Se ele esperar demais, até se tornar um galo, sofrerá ainda mais, pois já é um galo, mas ainda se vê como um ovo. Afinal, qual é a nossa verdadeira natureza?

Sabemos que somos luz, que somos energia - algo comprovado por tantos cientistas ao longo da história. Todos eles confirmaram que somos energia, que somos feitos daquilo que se transforma. Então, até quando negaremos a nossa própria natureza?

Viver de energia nada mais é do que viver de nós mesmos. É beber do néctar, da fonte de nossa verdade, e transformar isso em uma prática diária. À medida que nos conectamos cada vez mais com o que realmente somos, tudo se transforma gradualmente. As cascas se dissolvem, iluminando o Eu Personalidade até que ele deixe de existir, dando lugar ao Eu Sou.

24. Desapegue-se das Ilusões: A Jornada para o Verdadeiro Equilíbrio Corporal

O peso ideal é uma projeção que fazemos na matéria, baseada em nossas crenças e restrições. A questão é como alcançar um estado saudável do corpo, eliminando todas as toxinas e impurezas que acumulamos devido ao longo período em que não sabíamos como nos alimentar seguindo a intuição, o comando da consciência.

Esse peso ideal é apenas uma ilusão, mas ele se materializa de formas que talvez nunca tenhamos imaginado. Assim como criamos a imagem do peso ideal em nossas mentes e travamos uma luta contra nosso corpo, dizendo-lhe que não está de acordo com o que deveria ser dentro dos padrões que aceitamos, podemos transformá-lo amorosamente com o poder da consciência, da projeção da imagem e criação de nossa realidade.

Da mesma forma que somos capazes de nos alimentar de energia e transformá-la quando falamos de alimentação, também somos capazes de trabalhar todas as partículas de energia que compõem nosso corpo físico, que é apenas a união de partículas de energia formando um padrão. Podemos criar um novo padrão, reprogramá-lo, mas só podemos fazer isso quando pararmos de lutar contra e tomarmos o poder natural de trabalhar com as energias, sem nos deixar levar pelo lado emocional que nos coloca em desequilíbrio.

Quando o sistema está em equilíbrio, corpo, mente e corpos multidimensionais, as emoções perdem espaço nesse jogo da vida. Nosso estado de equilíbrio absorve a parcela que antes pertencia às emoções, e permanecemos em equilíbrio. Somente quando não nos deixamos mais envolver pelas emoções relacionadas à aparência do nosso corpo, que causam contentamento ou descontentamento, é que poderemos transformar o corpo conforme desejamos.

A mente criativa opera livre das emoções descontroladas, pois, na verdade, não existem emoções controladas. Todas as emoções são formas de manifestação do desequilíbrio, são sinais de que o desequilíbrio ainda habita em nós e pode se manifestar em forma de reações.

O estado de satisfação ou insatisfação com nosso corpo é um sentimento. Sentimo-nos satisfeitos ou insatisfeitos, contentes ou descontentes, tristes ou felizes, e todas essas são emoções que nascem de um sentimento diante de algo que não podemos mudar enquanto ainda estivermos presos nessas emoções.

Partimos da compreensão de que não somos apenas o corpo que vemos; ele é apenas a forma física que representa nossa alma e permite sua manifestação neste plano. Com isso, podemos aceitar que o desconforto em relação à aparência desse corpo é apenas um apego à matéria, que é provisória e irreal. Esse apego é o gatilho das emoções, pois o corpo físico nunca poderá expressar completamente, nesta dimensão restrita, todo o brilho, pureza, luz e beleza de nossa alma.

A alma brilha, é luz, amor, satisfação e plenitude. O corpo está limitado ao que a matéria deste plano pode conceber e nunca será capaz de manifestar completamente quem realmente somos.

Portanto, enquanto o corpo físico continuar sendo tão importante a ponto de despertar emoções em nossas vidas, estaremos sujeitos ao desequilíbrio emocional. Estaremos sempre julgando corpos como belos ou feios, sedutores ou não, porque todas as nossas emoções estão ligadas à malha energética conhecida como Matrix. Essa malha projeta todas as impressões que, por sua vez, despertam emoções relacionadas aos sete aspectos conhecidos, ligados aos sete pecados capitais.

Até atingirmos um estado em que o corpo físico seja apenas a manifestação da alma, pura e simples, enfrentaremos desafios. As emoções controlam a maneira como vemos não apenas o corpo, mas todas as coisas. O desapego emocional nos liberta para permitir que nossos corpos sejam manifestações do brilho de nossa alma.

Para alcançar um peso "ideal", precisamos transcender as projeções emocionais que impomos aos corpos físicos. Essas projeções são influenciadas pelas restrições da malha energética em todos os seus aspectos. Se considerarmos essas restrições, o corpo deveria ser simultaneamente grande e pequeno, belo e feio, pois as informações trazidas das restrições são infinitas e contraditórias. No entanto, nenhuma delas reflete a verdadeira beleza de nossa alma.

A mente equilibrada, como veículo manifestador da consciência, pode projetar em nossa vida a imagem de um corpo saudável, equilibrado e repleto de luz e vida. Esse é o estado ideal do corpo físico: ser a manifestação direta da alma.

À medida que nos libertamos das restrições e nos desvinculamos dos fios energéticos que nos conectam aos aspectos da malha energética planetária, nossos traumas, medos e recordações do Registro Akáshico, gradualmente nos purificamos. Essa jornada nos leva a nos tornar mais puros, essencialmente manifestações de nossa alma. No entanto, para que o corpo acompanhe essa mudança, precisamos abandonar as impressões e adjetivos relacionados aos corpos ideais ou não ideais, pois esses conceitos são ilusórios.

À medida que nos desvinculamos de tudo o que não é essencialmente o brilho de nossa alma, começamos a compreender que os conceitos que carregamos sobre nossos corpos são ilusórios. Essa compreensão nos liberta, permitindo-nos desprender de todo o peso que carregamos. Gradualmente, identificaremos que as impressões e ideias sobre a forma do corpo físico são armazenadas no Registro Akáshico, trazidas de várias vidas. No entanto, ao investigarmos mais a fundo, perceberemos que essas impressões não têm raiz nem fundamento real.

As emoções e desconfortos em relação ao nosso corpo são como alertas, chamados para que investiguemos e curemos essas questões. Ao nos depararmos com qualquer desconforto em relação ao nosso corpo, devemos nos voltar para essas emoções e investigar suas causas. Questionando os porquês e explorando-os profundamente, eventualmente chegaremos ao vazio. Descobriremos que as razões para esses desconfortos não têm fundamentos sólidos e são apenas criações mentais baseadas em impressões da matéria e condicionamentos mentais.

Ao reconhecermos esse vazio por trás de nossos desconfortos, podemos nos libertar das amarras dessas ilusões e começar a viver em um estado de paz e aceitação. O corpo físico então se torna apenas a manifestação da luz da alma, refletindo sua verdadeira natureza e beleza interior.

Ao explorarmos profundamente, perceberemos que essas emoções em relação ao nosso corpo carecem de sentido verdadeiro. Podem se perder em argumentações e tentativas de justificar a emoção, mas eventualmente nos depararemos com um beco sem saída, onde teremos que admitir que esses sentimentos simplesmente não têm raiz, não têm sustentação real.

Todos os sentimentos verdadeiros devem ser fundamentados no amor. O amor é a base da verdade, é perene e inabalável. Quando buscamos compreender os porquês de nossos sentimentos e emoções, se eles são sustentados pelo amor, encontraremos uma raiz forte e inquebrável que os sustenta. No entanto, as emoções que não têm essa base no amor são apenas projeções mentais, impressões que carecem de sustentação verdadeira.

A busca pelo corpo físico ideal muitas vezes é uma projeção da mente, uma manifestação de insatisfação consigo mesmo. No entanto, quando nos voltamos para a verdade, quando buscamos a cura e a compreensão de nossas emoções, percebemos que essa busca é apenas uma ilusão, um reflexo de nossas próprias inseguranças e falta de amor-próprio. Ao nos reconectarmos com a verdade, transcenderemos essas emoções e encontraremos paz e aceitação em relação ao nosso corpo e a nós mesmos.

25. Como manipular as energias – As virtudes da alma

Confie em sua capacidade de realização. Você é luz! Você é capaz de transformar sua vida. Liberte-se do medo, trazendo confiança em si mesmo. Você tem tudo o que precisa para libertar-se definitivamente da prisão do medo. Tenha coragem e confie em sua capacidade. Não há motivo para ter medo de errar, pois quando guiado pelo coração, o caminho certo sempre se revela. Confie em sua intuição e em seu poder de realizar tudo o que deseja.

Estamos reafirmando essas palavras para você, repetidamente, para que possa ancorar a confiança em si mesmo. E nessa confiança, encontrará sua força. Gradualmente, nossa ajuda será apenas estar ao seu lado, observando sua vitória, construída com suas próprias mãos. Pois você é capaz. Capaz de realizar seus sonhos. Capaz de transcender o medo e transformá-lo em verdade e amor.

A sabedoria é adquirida através do ato de arriscar, de ousar. Somente assim você poderá descobrir o que realmente o leva ao caminho da felicidade e transmutar tudo o que impedia esse acesso. Ouse, domine sua vida e assuma seu poder.

A semente transformadora da ação pode ter nascido no medo, mas a bela árvore que ela gerará trará frutos de amor. Pois tem a força da realização com base no propósito, que fala mais alto ao coração do que a chama do medo, que era apenas a semente a mostrar o caminho do seu sucesso. Era necessário um guia para direcionar a sua vida para o propósito, e esse guia eram as suas restrições. Elas estavam lá para amedrontar, mas quando decidiu dizer a elas um "basta", foi quando começou a germinar uma nova vida, a planta nascida dessa semente de restrição.

Essa planta cresce forte, e o seu combustível é a motivação daquele que está cansado de carregar restrições e perder o lado bom da vida. Chega ao ponto em que se cansa de buscar, e apenas abre os braços para receber as virtudes da alma, que anseiam por se manifestar. As virtudes são os nossos dons, o nosso propósito, que são trazidos da profundidade dos nossos corações para transcender todas as restrições das sementes do medo.

As virtudes precisam vir com força para dominar o medo. E tomar conta de todo o espaço que ele invadia em nossas vidas. Elas exaltam o amor, o propósito da nossa existência, e transcendem todas as tentativas de boicote contra nós mesmos.

Haverá várias tentativas de nos boicotarmos, quando por breves instantes permitimos que a lembrança de um passado amedrontador invada nossos pensamentos, fechando-nos para o novo que está chegando em abundância. Esse boicote não vem do exterior; ele se manifesta nos pequenos sinais que a vida nos apresenta. Identificamos em nossas relações e experiências aqueles pequenos indícios de onde originou-se o sentimento de medo, onde essa emoção foi despertada em algum momento de nossas vidas. Acessamos esse registro que permanece guardado em nossa alma, como o bicho-papão escondido no escuro do quarto durante o sono. Ele está à espreita e pronto para atacar, mas apenas enquanto lhe damos vida.

Então, acendemos a luz do quarto, que ilumina e revela que ali há apenas luz, e nada que cause medo. Assim vivemos durante nossa infância, manifestando em nossas vidas comportamentos diante dos desafios que a vida nos apresenta. Às vezes, o escuro da alma pode parecer assustador, e criamos monstros a partir de pequenas lembranças de momentos de trauma, de medo. Esse medo cresce, tomando conta de nossas vidas. Mas então acessamos nossas virtudes, a luz interior que ilumina o quarto escuro de nossos pensamentos e mostra que não havia nada a temer. A verdade revela que o medo não existe, que os traumas não existem, e que o que realmente há são apenas virtudes, dons, amor e luz.

Continuemos a buscar os dons de nossa alma, a partir dos desafios que se apresentarem em nosso caminho. Que eles sejam apenas uma provocação para nos levar a explorar profundamente e iluminar os cantos escuros do quarto que passaram despercebidos durante nossa jornada, mas que também precisam ser iluminados. É chegada a hora de clarear esses recantos esquecidos, que nos impediam de experimentar plenamente a felicidade.

Somos os mestres de nossas vidas, detentores de nossas verdades e de nossa própria felicidade. Possuímos as virtudes mais divinas que uma mente humana poderia conceber. No entanto, muitas vezes não compreendemos plenamente a magnitude do nosso poder como manifestações de nossa própria verdade.

A sabedoria adquirida ao longo dessa jornada pode ter surgido a partir de traumas e medos, mas também destacará nossas virtudes e nos oferecerá maneiras de transcender o medo que carregamos dessa história. No entanto, é crucial lembrar que essa história é apenas passageira, uma breve experiência que dura apenas uma vida, uma encarnação. Em última análise, é apenas um sopro dentro de nossa vasta existência.

Então, vamos utilizar toda a sabedoria adquirida e todos os desafios apresentados nos momentos de medo como oportunidades para mostrar nossa força, nossa capacidade de transformar tudo ao nosso redor e manipular as energias que nos rodeiam. Cada uma de nossas restrições pode ser encarada como um desafio para revelar nossas virtudes, pois os medos são apenas sementes que germinam virtudes diante de nossos olhos e consciência.

Ainda não compreendemos plenamente todo o nosso poder e a magia contida dentro de nós. É por meio dessas sementes que descobrimos nossa capacidade de alquimia, de transformar não apenas o ambiente ao nosso redor, mas também a nós mesmos. Ao fazer isso, despertamos almas para esse mesmo propósito, gerando mais virtudes e iluminando o caminho para uma Nova Era.

Viver uma virtude é como espalhar um belo perfume que permeia o ar e inspira a todos que estão presentes, mesmo aqueles que não conhecem nossa existência, pois sua fragrância se espalha. Vamos libertar-nos e permitir que o perfume de nossas virtudes seja disseminado a todos. Que possamos transformar tudo em energia positiva, em ar puro e inspirador, anunciando o advento de uma Nova Era.

Conheça outras obras da autora:

www.pazetransformacao.com.br

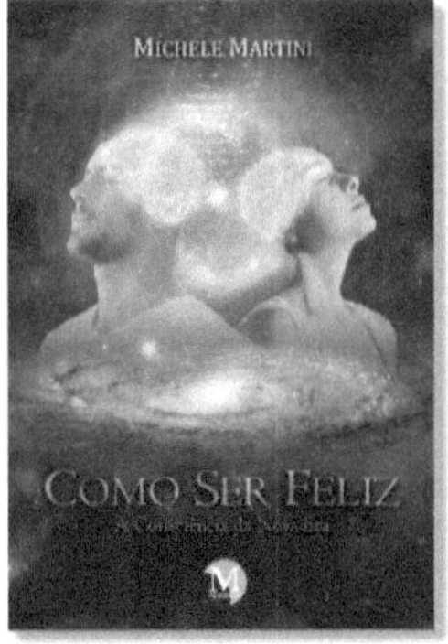

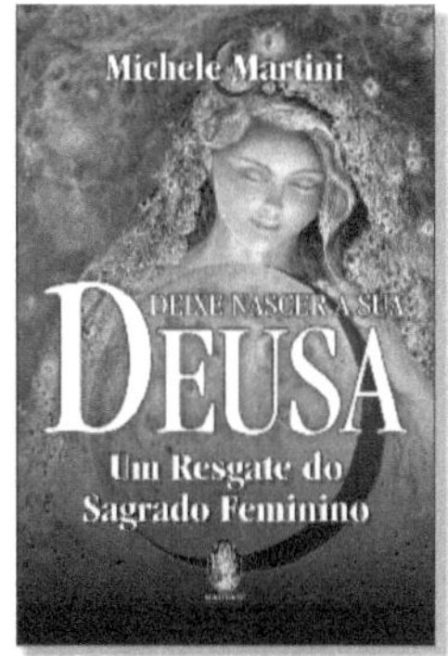

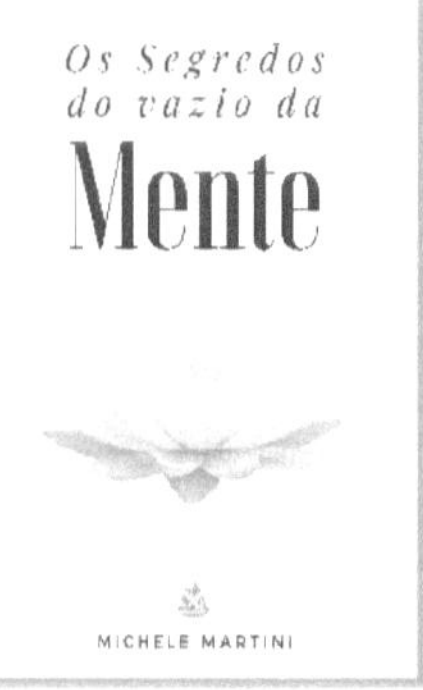

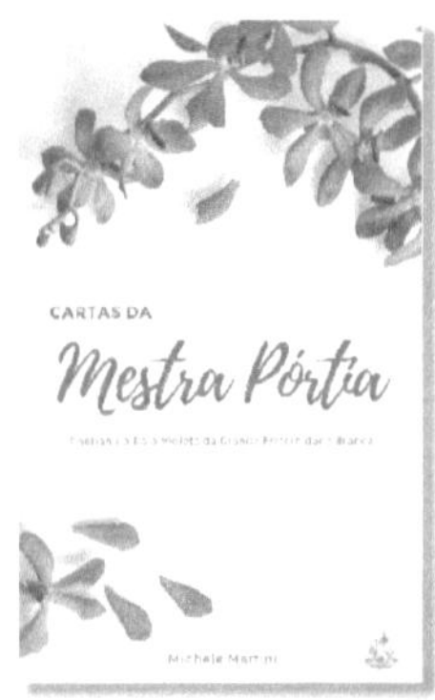

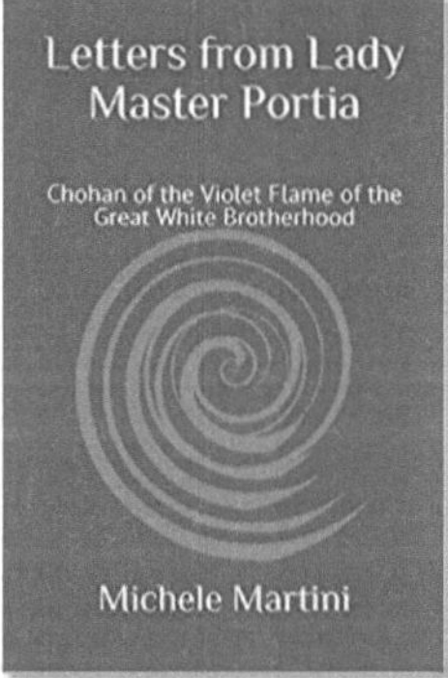

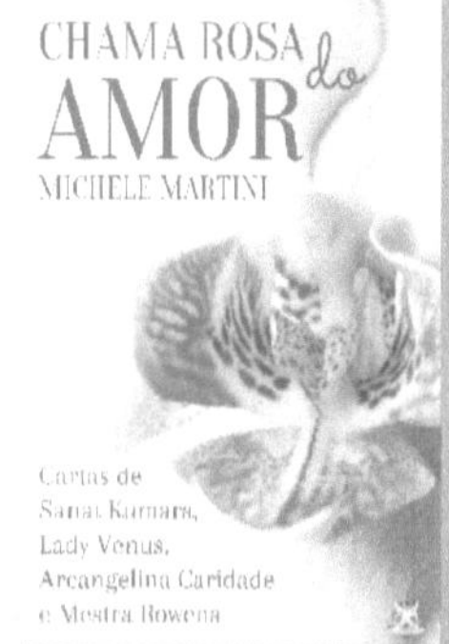

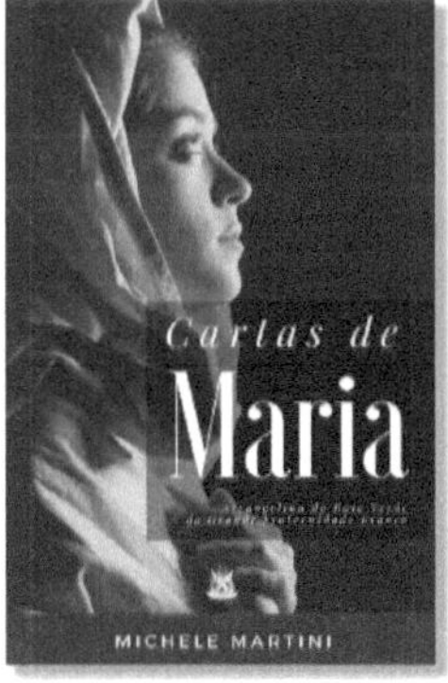

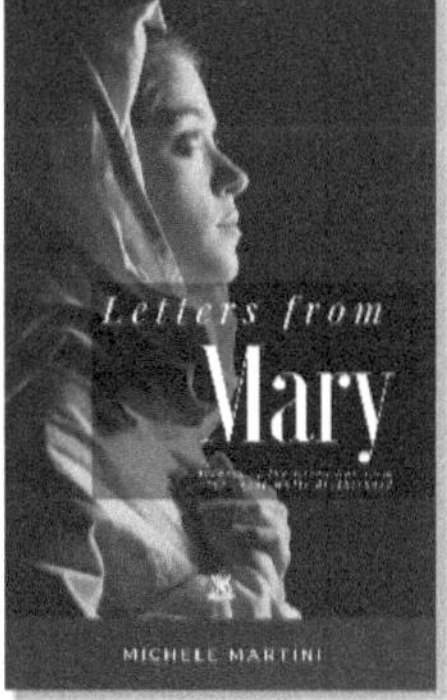

www.ingramcontent.com/pod-product-compliance
Lightning Source LLC
Chambersburg PA
CBHW021144260726
48656CB00024B/1397